贫困与城乡老年人心理健康

Poverty and mental health among urban and rural elderly

社会支持的调节作用研究

Research of moderating role from social support

童玉林　著

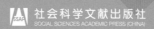

社会科学文献出版社
SOCIAL SCIENCES ACADEMIC PRESS (CHINA)

目　录

第一章 导论

一 研究背景

（一）老龄化使老年健康问题凸显

国际上通行的一个国家进入老龄化社会的"分水岭"是：该国家 60 岁及以上人口占总人口的比例达到 10%，或 65 岁及以上人口占总人口的比例达到 7%。第五次全国人口普查数据显示，2000 年我国 60 岁及以上人口占全国总人口的比例为 10.2%，标志着我国已经步入人口老龄化社会；第六次全国人口普查数据显示，2010 年我国 60 岁及以上人口占全国总人口的比例增长至 13.26%；第七次全国人口普查数据显示，2020 年我国 60 岁及以上人口占总人口的比例进一步增长至 18.70%。以上数据表明，我国老年人口的比例不断大幅度提高，老年人口数量快速增长。虽然近年来我国的计划生育政策已由独生子女政策向全面二孩甚至三孩政策转变，但短期内快速老龄化这一趋势无法扭转。联合国公布的中国人口预测数据显示，2050 年我国 65 岁及以上老年人口数量将达到 3.3 亿人，2010~2050 年，我国人口老龄化将以高出同期世界平均水平 1 倍、年均 0.42% 的速度迅猛增长（陈璐等，

2016）。可见，我国老龄化面临严峻形势。

伴随着年龄的增加，老年人的生理健康和心理健康都会遭遇更多挑战（温兴祥、程超，2017）。在我国严峻的人口老龄化形势下，大规模的老年人面临的健康问题已逐步演变成社会问题。健康是人类最重要的目标和基本需求，同时也是人类最基本的权利，保障健康权利是实现其他所有权利的基础。因此，老年健康深受社会各界重视。正如我国首部《老年健康蓝皮书：中国老年健康研究报告（2018）》所言："实现和推进健康老龄化、积极老龄化是我国应对老龄化高速发展态势的必由之路。"（刘远立，2019：66）

（二）心理健康问题是一项公共卫生问题

与较为容易引起重视的身体健康问题不同，心理健康问题仍然被污名化，在社会中易受歧视，且因为经常伴生着更易于被观察到的身体健康问题，心理健康问题经常被有意或无意地忽视。但是由于多种原因，老年人的心理健康状况易被置于不利境地：第一，在退休年龄前后，很多个体的生活和工作状态发生重大转变，经济收入大不如前；第二，随着年龄增长，老年人身体每况愈下，日常活动能力日益受限，老伴或周围好友日渐离世，社交活动相应减少；第三，我国传统的代际支持文化出现了显著变化，老年人总是在为子辈和孙辈提供经济、照料等多方面的帮助和支持，但子女对老年人的经济和情感支持日趋弱化；第四，老年人的正式支持体系，包括社会保障制度、社区服务体系、社会组织等仍需进一步建设。我国老年人逐年上升的抑郁率和孤独感正是这一不利境地的写照（辛素飞等，2018）。

由于心理健康出现问题的个体难以控制自身的想法、情感和行为，难以应对生活中的挑战并从挫折中恢复过来，以及难以判断问题何时超出自己能够处理的范围并主动寻求帮助，所以，心理健康问题会给老年人的生活能力、身体健康、寿命乃至生活质量都带来非常负面的影响（吴捷，2010；胡宓，2012）。一些研究已经证实，抑郁与老年人认知受损、残疾、身体功能和日常活动能力受限、更高的患病率、更慢的术后恢复以及自杀相关（Schulz et al.，2000；WHO，2001；Abrams et al.，2002；Kim et al.，2013）。还有研究表明，孤独感可能会提高老年人心血管疾病的发病率，对老年人的睡眠质量和内分泌产生不良影响，长期处于高水平孤独感中的老年人有更强的脆弱性和依赖性，进而遭受虐待的可能性加大（潘露等，2015）；孤独感也可能导致老年人认知功能下降（Shankar et al.，2013；吴国婷等，2018）。此外，还有媒体报道，我国自杀率最高的群体即中老年群体，每年 55 岁以上的人口自杀的人数超过 10 万人。[①] 老年人的心理问题现状及其带来的不良后果都表明，老年人的心理健康问题是一项突出的、亟待关注的公共卫生问题。

可喜的是，包括政府层面在内的社会各界对老年人心理健康的关注度日益提高。2017 年 3 月，国家卫生计生委、国家发展改革委、教育部等 13 部门联合发布的《"十三五"健

---

① 《科学生活：老年人心理问题该如何解决？》，中央政府门户网站，http：//
www.gov.cn/govweb/fwxx/kp/2009 - 10/28/content_1450542.htm。

康老龄化规划》明确提出，要"推动开展老年人心理健康与关怀服务。启动老年人心理健康预防和干预计划，为贫困、空巢、失能、失智、计划生育特殊家庭和高龄独居老年人提供日常关怀和心理支持服务"。

（三）贫困是老年人心理健康的风险因素

在心理健康的影响因素中，贫困是心理健康问题的主要风险因素。根据压力过程模型，低收入是一种慢性压力，会引发低掌控感和低自尊感（Thoits，1995），从而对心理健康状况产生消极影响。根据相对剥夺理论，相对贫困会使人们进行社会比较，从而产生一些不良情绪，如不公平感、沮丧、羞耻、焦虑和憎恨（Marmot & Wilkinson，2001），从而对心理健康产生不良影响。尽管在过去的 30 多年里我国在减贫事业上取得了巨大成就，但我国老年人仍然面临持续贫困的风险。

一方面，老年人是最易遭受低收入风险的群体之一。民政部 2017 年第三季度的统计公报显示，我国低保受助人口中 33.9% 为老年人，其中，城市贫困老年人口所占比例为 17.86%，农村贫困老年人口所占比例更是高达 39.16%（慈勤英、宁雯雯，2018）。另一方面，老年人内部的相对贫困问题也较为严峻。由于目前我国社会养老保障体制尚不健全、养老保障水平有限，老年人口比例增长，老年人内部收入不平等问题是我国突出的社会问题之一（夏会珍、王亚柯，2021）。

虽然贫困与心理健康之间的负相关关系在工业化国家中得到验证，但是来自发展中国家的证据仍然相对欠缺。在以上理论背景和现实背景下，关注贫困对老年人心理健康的影响非常必要。

（四）良好的社会支持是老年人心理健康的重要保护手段

与贫困不同的是，理论上，良好的社会支持是心理健康的重要保护手段。一方面，由家庭和朋友提供的非正式支持、政府或社区提供的良好正式支持通过为个体提供关心、归属感等基本情感需要，为个体提供充足的照顾和资源，对老年人的心理健康起到直接的保护作用。另一方面，根据压力应对理论，低收入和相对贫困是压力源，而良好的社会支持能够提供应对低收入和相对贫困带来的压力的资源，能够缓冲低收入和相对贫困所产生的压力对老年人心理健康产生的不良影响：第一，对于经济收入难以维持生存和发展的贫困老年人，社会支持是其赖以生存和发展的重要支柱，因此能够缓解因经济收入难以维持生存和发展而产生的压力；第二，社会支持状况越好，尤其是正式支持状况越好，则相对贫困程度会越低，社会公平感越强。所以有理由相信，与社会支持状况更差的贫困老年人相比，社会支持状况更好的贫困老年人的生活压力更小，社会支持状况更好的老年人的社会不公平感、忧虑感等不良情绪也更少。尽管国内外的一些学者对社会支持与心理健康的关系有所探讨，但针对"贫困—心理健康"这一关联是否会随着社会支持（包括非正式支持和正式支持，下同）的不同而有所差别的研究仍然非常匮乏。

在我国城乡二元体制下，城乡居民在文化程度、生活习惯、思维方式等方面都具有较大差异，农村居民的经济收入与城市居民有较大差距，城市地区在养老服务、保障资源等方面较农村地区具有显著的优势（李强等，2019），因此，有必要按照城乡将老年人分为城市老年人和农村老年人两个样本，在以总体老年人为研究对象时，也分别以城市老年人和农村老年人为研究对象。在人口老龄化日益加剧、老年人口贫困形势仍然严峻以及城乡在许多方面仍然存在差异的背景下，关注贫困与城乡老年人心理健康之间的关系，以及社会支持在贫困对城乡老年人心理健康影响过程中的调节作用，对提出提升城乡老年人心理健康保障水平的对策建议，提升城乡老年人的心理健康和福利水平具有重大意义。因此，本研究将以城乡老年人心理健康为研究对象，从贫困和社会支持入手，重点回答四个问题：第一，贫困是老年人心理健康的不利因素吗？第二，贫困对城市老年人和农村老年人心理健康的影响是否存在差异？第三，社会支持在贫困对老年人心理健康的影响过程中存在何种调节作用？第四，社会支持在贫困对老年人心理健康的影响中的调节作用在城市老年人和农村老年人之间是否存在差异？

二 研究目的与意义

（一）研究目的

在人口老龄化日益加深、老年人口面临贫困风险以及城乡二元社会结构的背景下，关注贫困对城乡老年人心理健康的影响，以及社会支持在其中的调节作用，对提出提升城乡老年人心理健康保障水平的对策建议，提升城乡老年人的心理健康和福利水平，促进我国的健康老龄化具有非常重要的意义。因此本书以城乡老年人心理健康为研究对象，从贫困和社会支持入手，深入探究贫困对城乡老年人心理健康的影响，并探讨社会支持在贫困对城乡老年人心理健康影响中的调节作用，以此为提升城乡老年人心理健康保障水平提供理论和事实依据。本书通过对以下分目标进行探讨以实现总目标。

第一，老年人心理健康（包括生活满意度、抑郁感和孤独感）呈现何种状况？是否存在城乡差异？

第二，贫困是不是老年人心理健康的不利因素？贫困对老年人心理健康的影响是否存在城乡差异？

第三，社会支持（包括家庭支持和朋友支持两种非正式支持，以及社区照料服务支持和社区精神服务支持两种正式支持）在贫困对老年人心理健康的影响过程中存在何种调节作用？这种调节作用在城市老年人和农村老年人之间是否存在差异？

第四，本研究对于提升老年人心理健康保障水平，增加老年人心理福利有何启示？

（二）研究意义

1. 理论意义

第一，进一步检验和丰富了压力过程模型、相对剥夺理论、社会支持理论和压力应对理论。本书将压力过程模型、相对剥夺理论、社会支持理论和压力应对理论在城市环境和农村环境中分别进行具体应用，在这四个理论的指导下考察贫困对老年人心理健康影响的城乡差异，以及社会支持在贫困与老年人心理健康影响关系中调节作用的城乡差异，无疑能够在新的环境中对这些理论进行检验和论证，同时也可以对城乡老年人心理健康有更深入的微观层面上的解释。

第二，通过将社会支持细分为家庭支持、朋友支持、社区照料服务支持和社区精神服务支持，丰富了相关领域的研究。本书利用全国性的调查数据和计量学方法，验证贫困对城乡老年人心理健康的影响，以及包括家庭支持、朋友支持、社区照料服务支持和社区精神服务支持四个维度在内的社会支持在贫困对城乡老年人心理健康影响过程中的调节作用，并提出相应的保障城乡老年人心理健康的对策。

2. 现实意义

第一，为提高老年人收入和促进老年人收入平等提供更多的政策依据。如果低收入会引致老年人的心理健康问题，那么这将成为提高老年人收入的又一动因；促进收入平等和再分配的公平性也是构建稳定和谐社会的重要议题，如果相对贫困会引致老年人的心理健康问题，那么这将有助于促进社会所关注的收入公平性，并进一步促进收入平等。

第二，为促进我国老年人心理健康提供对策思路。通过考察社会支持各维度在贫困对老年人心理健康影响中的调节作用及其呈现的城乡差异，以及对所呈现的调节作用的背后原因的深层次思考和分析，有利于有针对性地构建老年人心理健康社会支持体系，促进老年人心理健康。

三　核心概念界定

（一）老年人

衰老过程是一种生物现实，它是动态的，也是不为人所控制的。但是，对老年的定义也与每个社会的理解有关。在发达国家，物理时间（chronological time）在对老年的定义中起着至关重要的作用。60 岁或 65 岁，是大多数发达国家的退休年龄，通常被认为是老年的开端。但是在许多发展中国家，物理时间对于老年的定义意义甚小或几乎没有意义，其他关于年龄意义的社会建构更为重要，在某些情况下，伴随着身体衰退的角色丧失在定义老年时具有重要意义。与发达国家将物理时间作为生命阶段标志形成鲜明对比的是，许多发展中国家认为老年阶段是从不再能够积极贡献的时候开始的。所以，关于老年的界定，并没有通行标准。但普遍公认的是以 60 岁为临界值，将 60 岁及以上的人口定义为老年人口。

根据我国的实际情况和对老年人界定的习惯，本书将年龄在 60 岁及以上的人群定义为老年人。

（二）老年人心理健康

心理健康（mental health），又称为精神健康，是指心理或精神处于一种健康的状态。1843 年，美国精神病学家 Sweeter 首次提出"心理健康"一词。但迄今为止，关于心理健康的定义，学术界仍没有统一公认的界定。早期，人们对心理健康的定义主要包含两个要素："不存在心身疾病"和"快乐地适应情况"（胡荣、黄倩雯，2019）。20 世纪中后期，在人本主义心理学的影响下，心理健康的内涵有所发展，一些学者认为应该将过去聚焦在"心理不健康"上的目光转向心理健康积极的一面。其中，最有代表性的学者是 Jahoda，他提出"积极的心理健康"（positive mental health），将自我实现的内容纳入心理健康的领域。

一些权威机构对心理健康也有所定义。例如，《简明不列颠百科全书》将心理健康定义为"在本身及环境条件许可的范围内个体心理所能达到的最佳功能状态，但不是十全十美的绝对状态"；美国健康与人类服务部认为心理健康"能带来富有成果的活动，人际关系的完善及适应变化和应对逆境的能力"（吴捷，2010）。

20 世纪 70 年代，我国学者也开始关注和研究心理健康。在研究初期，学者们多从知、情、意、行等方面对心理健康进行界定。如王极盛（1982）认为个体的心理健康应该包括七个方面的特征："智力正常、情绪健康、意志健全、行为协调、人际关系适应、反应适度、心理特点符合年龄。"陈家麟（1984）指出，心理健康主要包括"发育正常的智力，稳定而快乐的情绪，高尚的情感，坚强的意志，良好的性格以及和谐的人际关系等"。随后，学者在探讨心理健康的概念时开始强调个体内部与外部的协调和适应，如刘艳（1996）认为当个体协调其内部、适应外部并实现了相统一的良好状态时，即达到心理健康。也有学者从积极心理学的角度对心理健康进行理解，如梁宝勇（2004）认为心理健康是这样的一种状态：充满了生命活力，能够最大限度地发挥个人潜能实现环境适应，有着积极的内心体验，以及心理完全康宁。朱薇（2019）将心理健康定义为一种个体能够实现自我，有能力应对正常的生活压力，能够进行富有成效的工作，能够贡献于社会的健康或幸福的状态。可见，个体心理健康是一种成功表现个体心理功能的状态，可以使个体产生富有成效的活动，实现与他人的关系，以及适应变化和应对逆境的能力。

但是由于性别不同、年龄不同、职业不同，个体所表现出的心理健康方式也不同。与其他群体相比，老年人多退出工作场域，社会角色发生了改变，而且老年人正在经历不可抗的衰老、身体机能下降、慢性病增多、自理能力下降、适应力下降以及抵抗力下降的过程（章洵，2015），因此老年人的心理健康有其自身的特点。综合内外部的协调和积极心理学的观点，吴振云（2003）提出老年人心理健康主要包括"性格健全，开朗乐观；情绪稳定，善于调适；社会适应良好，能应对应激事件；有一定的交往能力，人际关系和谐；认知功能基本正常"五个方面。王萍和李树茁（2011）指出，当老年个体对自身状况感觉良好，且有着积极的心态时，即处于心理健康的状态。

学者们对心理健康概念的界定众说纷纭，对老年人心理健康的测量也异彩纷呈，总体来说，对老年人心理健康的测量方法包括单指标法、双指标法和多指标法。第一，在利用单指标法对老年人心理健康进行测量的研究中，多数学者单独以抑郁感为衡量指标（例如，Tampubolon & Hanandita，2014；Hanandita & Tampubolon，2014；Li et al.，2015），也有学者单独以主观幸福感（刘宏等，2011）或者生活满意度

（杜仙怡，2013）为特征。第二，在利用双指标法衡量老年人心理健康的研究中，学者们倾向于将老年人心理健康操作化为生活满意度和抑郁感两个维度（例如，Ho，2003；肖海翔、李盼盼，2019），这可能是因为这两个维度最能够反映心理健康概念的本质（Hughes & Gove，1981）。也有学者将认知能力水平和抑郁水平作为衡量老年人心理健康的两个指标（孙鹃娟、冀云，2017）。第三，在利用多指标法测量老年人心理健康的研究中，学者们将老年人心理健康操作化为不同的多个指标。邓蓉、John Powlin（2016）将老年人心理健康操作化为孤独感、沮丧感和生活满意度三个指标；温兴祥和程超（2017）以情景记忆、精神状态和抑郁感为特征对老年人心理健康进行研究；陶裕春等（2019）将老年人心理健康操作化为感到难过或压抑、对通常感到愉快的活动失去兴趣和有睡眠问题三个指标；余乐（2017）将老年人心理健康操作化为主观幸福感、孤独、抑郁和焦虑四个指标；Hughes 和 Gove（1981）将老年人心理健康操作化为心理福利（psychological well-being）和扰乱性行为（disruptive behavior）两个维度，进而将心理福利操作化为精神症状、抑郁、过去一年神经衰弱的经历、积极情绪、明显的刺激、自尊、幸福感、生活满意度、家庭满意度、无归属程度、感觉生活前景黯淡、生命控制感 12 个指标，将扰乱性行为操作化为每月饮酒量、是否存在酒精问题、是否使用安眠药和镇静剂、是否过度冒险和在过去的一年里是否过度饮酒 4 个指标。其中，孤独感多以加州大学洛杉矶分校孤独量表（UCLA 孤独量表）（Hughes et al.，2016）为测量工具，也有研究通过类似于"您觉得孤单吗?"的单个问题对老年人的总体孤独感进行把握;幸福感多以纽芬兰纪念大学幸福感量表(MUNSH 量表)(Kozma & Stones,1980)为测量工具,也有研究通过类似于"您觉得幸福吗?"的单个问题对老年人的总体幸福感进行把握;抑郁感多以流行病学研究中心的抑郁量表(CES-D 量表)(Radloff,1977)为测量工具,也有研究利用类似于"过去一年中,您是否至少有两个星期一直感到难过或压抑?"的单个问题对老年人的总体抑郁感进行测量;焦虑感多以焦虑自评量表(SAS量表)(Bjelland et al.,2002)为测量工具。

本书将通过对老年人生活满意度、抑郁感和孤独感的关注以窥见其整体心理健康状况。前面已指出,生活满意度和抑郁感是最常用的测量老年人心理健康的两个指标,本研究将沿用这两个指标。在此基础上,将增加孤独感这一指标,这是因为老年人群体中有较高的鳏寡比例,城市化进程和人口流动导致留守老人、"空巢老人"增多,加之孤独增加了个体抑郁的可能性,老年孤独是不容忽视的问题(吴国婷等,2018)。美国多项研究表明,孤独感问题是老年人群体中普遍存在的问题(Pinquart & Sorensen,2001;Iecovich & Biderman,2012)。我国有研究显示,24.78% 的老年人受不同程度的孤独感的困扰(吴国婷等,2018),而且随着时代的变迁,我国老年人的孤独感水平不降反升(闫志民等,2014)。因此,孤独感也是衡量老年人心理健康的一个重要指标。

生活满意度是老年人基于自身的认知,"对自身生活状况的主观评价与心理满足程度",能够直接测量老年人的主观感受(章蓉、李放,2019)。生活满意度反映了个体对生活各方面的总体评价与综合认知（慈勤英、邓斯怡，2018），也反映了个体生活需求得到满足和愿望实现时的主观满意程度（瞿小敏，2018），是衡量心理健康的重要指标和常用方法（曾毅、顾大男，2002）。

抑郁是老年人最常见的心理健康问题，世界卫生组织指出，在全世界60岁及以上的老年人口中，抑郁症是最常见的心理问题，约有7%的老年人深受其害（WHO，2017）。《中国国民心理健康发展报告（2017～2018）》指出，抑郁和焦虑是我国老年人最为突出的心理健康问题（靳永爱等，2017）。同时，抑郁是心理健康最重要的衡量指标，研究者们经常单独使用抑郁量表来测量心理健康状况（Tampubolon & Hanandita，2014；靳永爱等，2017；Anderson，2018；温兴祥，2018）。因此，本书将对老年人的抑郁感状况进行考察。

抑郁是指"个体在一段时间内感到闷闷不乐，无精打采"（胡宏伟等，2012），其特征主要包括情绪低落、活动减少、易激怒、易退缩、常有痛苦想法。本研究中的"抑郁感"区别于医学上的抑郁症。医学上的抑郁症是病理情绪抑郁，抑郁发作的原因可能明确也可能不明确，会反复发作，在发作期，心情郁闷，持续时间长（两周以上），对曾经十分喜欢的事物也不再感兴趣，生活功能受到损害，注意力难以集中，甚至经常会有自杀的意愿（WHO，2018）。抑郁感是一种感觉，一种不良的情绪体验，当在生活中遭遇一些不如意的事时，人们通常会产生抑郁情绪，但能够在短时间内进行自我调适，实现心情的平稳。因此，抑郁感"事出有因"，持续时间较短（一周之内）。此外，即使有抑郁感，对曾经喜欢的事物也不会完全失去兴趣，生活功能没有受到损害，也不太会有自杀的意愿。所以抑郁感其实是一种心理亚健康的状态。

孤独或孤独感是人们主观上的一种体验，不同的人对孤独有不同的理解。尽管如此，学者们一致认为孤独与社会关系或社交密切相关。例如，Peplau 和 Perlman（1982）认为孤独是个体主观上的社交孤立状态，是个体无法通过社会关系或社交实现其需要或满足期望时所产生的苦恼；孤独感是个人缺乏社会关系网络的数量或质量时所经历的不愉快体验。Hays 和 DiMatteo（1987）认为孤独感是个体感受到与他人隔绝，被他人孤立时产生的主观体验。我国学者朱智贤（1989：243）认为孤独感是"人处在某种陌生、封闭或特殊的环境中所产生的一种孤单、寂寞、不愉快的情感"。韦艳（2010）在界定孤独感时同时考虑了社会关系因素和个体长时间独处的因素，认为孤独感既包含个体对其社会交往数量的多寡和质量优劣的感受，也包含个体长时间独处产生的心理感受。从上述定义可以看出，第一，孤独感是个体的一种主观评价；第二，孤独感是个体感受到其社交缺陷时所产生的；第三，孤独感是不愉快和痛苦的（Kraus et al.，1993）。根据需要，本研究借鉴董亭月（2017）对"孤独感"的定义，将"孤独感"界定为"一种不愉快的情绪状态，是一种主观上产生的被忽视、被遗忘、被他人认为无足轻重的感受"。

（三）贫困

贫困是人类社会永恒的主题之一，但是不同的学科视角对"贫困"有不同的定义。学界主要从经济学、发展学、社会学、政治学、心理学等学科视角对贫困进行了定义。第一，从经济学学科视角对贫困进行定义。早期对贫困的定义主要着眼于经济学视角，如《英国大百科全书》中将贫困定义为"一个人缺乏一定量的或社会认可的物质财富或货币的状态"（毕洁颖，2016）。类似地，《中国农村贫困标准》课题组（1990）将贫困定义为"人们的生活水平达不到一种社会可接受的最低标准时的状况"。海根纳斯（1991）也从经济学视角对贫困进行了定义，不过他认为贫困包括绝对贫困、相对贫困和主观贫困三种情况：绝对贫困是指收入或物质财富没有达到客观确定的绝对最小值；相对贫困是指收入或物质财富较其他人更少；主观贫困是指个体自我感觉收入或物质财富无法满足其生活需要。第二，从发展学学科视角对贫困进行定义。森是从发展学学科视角对贫困进行定义的代表人物。森（Sen，1999：15）认为真正的贫困是指缺乏创造收入和实现正常生活的能力和机会。第三，从社会学学科视角对贫困进行定义。例如，王小林（2012：10）认为社会学学科视角下的贫困主要表现为个体受到社会排斥，从而陷入难以融入他人和社会的困境。高翔等（2018）认为健康贫困也是一种贫困，他使用工具性日常生活自理能力（IADL）作为衡量老年人健康贫困的指标。第四，从政治学学科视角对贫困进行定义。政治学学科视角下的贫困主要是指机会或权利被剥夺（王小林，2012：15；高翔等，2018）。第五，从心理学学科视角对贫困进行定义。例如，陈友华、苗国（2015）认为贫困既可以指经济上的贫乏窘困，也可以指精神上的贫乏窘困；于长永等（2019）在进行一项与农村老年贫困相关的研究时认为，精神贫困也是一种老年贫困，如果老年人平时会感到孤独寂寞，即存在精神贫困。

在所有类型的贫困中，经济贫困较为基础，是度量贫困最常用的指标（顾昕，2011）。现实生活中的贫困通常指经济贫困，本书所指的贫困即经济贫困。按照不同标准，经济贫困或物质贫困可以被划分为不同类型，例如，有学者按照研究范围，将贫困划分为国家贫困、省级贫困、县级贫困、农户的贫困或个人的贫困（毕洁颖，2016）；有学者以发生的时间为标准，将贫困分为突发性贫困和延续性贫困（徐静、徐永德，2009）、长期贫困和短期贫困（林闽钢，1994）；有学者以主客观为依据，将贫困分为主观贫困和客观贫困（丁赛、李克强，2019）；也有学者根据不同参照物，将贫困分为绝对贫困和相对贫困（李强，1996）。本书将从绝对贫困[①]和相对贫困两个方面来测量经济贫困。

很多学者对"绝对贫困"有过界定。Rowntree Seebohm（1901：62）被认为是最早研究贫困问题的专家，他在其1901年出版的《贫困：城市生活研究》一书中指出，绝对贫困是指个人或者家庭的收入无法满足其最基本的生存需求和

---

① 2021年2月25日，习近平总书记在全国脱贫攻坚总结表彰大会上宣布，中国脱贫攻坚战取得了全面胜利，完成了消除绝对贫困的艰巨任务。在本书出版之际，我国已经不存在绝对贫困。但书中将继续使用这一概念，这是因为，一方面，本研究是单纯的学术研究，开展于2018~2019年，所使用的数据来源于2014年中国老年社会追踪调查；另一方面，在具体研究中，本书将绝对贫困操作化为收入低于最低生活标准和绝对收入两个变量，这对于我国当下仍然具有借鉴意义。另外，在世界范围内，仍然有许多国家没有消除绝对贫困，本研究的结论对于这些国家也有较大借鉴意义。

无法维持其最低生活水准的状态。彼特·阿尔柯克也认为，绝对贫困是以维持基本生存为基础的，当个人或家庭的收入低于可维持其基本生存的标准时，个人或家庭就陷入绝对贫困状态（唐钧，1997）。因此，本书中的老年人绝对贫困是指老年人由于收入的匮乏而难以维持最低生活水准的状态。与用纯粹客观的物质指标去测量的绝对贫困不同，相对贫困是对财富或收入在不同社会阶层或社会群体之间的差距或分配问题进行的测量（李强，1996）。本书的老年人相对贫困是指与较高收入的老年人相比，某些老年人的收入处于更低水平（龙玉其，2018）。

如何对绝对贫困和相对贫困进行测量？已有的测量绝对贫困的指标包括恩格尔系数、基本消费支出、支出比例、人均国民生产总值、实际生活质量指数等（谢立峰，1987；肖佑恩等，1989；赵东缓等，1994；李实古、斯塔夫森，1996；汪三贵等，2007）；测量相对贫困的指标包括基尼系数、收入份额差异、不足指数、收入等级/收入百分位排序、Yitzhaki指数、Podder指数、Deaton指数等（王俊秀，2014；Elgar et al.，2013；任国强等，2016；Podder，1996；孙晶晶、周清杰，2017；Hounkpatin et al.，2016；万莎，2015）。本书选取收入法对绝对贫困进行测量，选取Podder指数法和收入百分位排序法对相对贫困进行测量。对绝对贫困和相对贫困的测量将在第三章中进行具体介绍。

（四）社会支持

由于"社会支持"是一个复杂而多维的概念，不同的研究者对它的理解也有所不同。Lin 等在其 1979 年发表的一篇文章中将社会支持定义为"通过与其他个人、群体和更大社区的社会联系为个人提供支持"。后来，Lin 等（1981）对社会网络和社会支持进行了一定区分，并进一步发展了社会支持的定义。他们指出，尽管社会支持与社会网络相关，但是二者是不同的：社会网络描述了个人与亲属、朋友或熟人之间的直接联系和间接联系，社会网络能够为个人提供支持，但个人不一定能够获得社会网络提供的所有支持；而社会支持超越了社会网络的结构特征，所以社会支持是指个体处于危机时能够获得的来自他人、群体或社区等的资源支持。不过有学者特意指出，社会支持在多数情况下是一种社会交换，而非单向度的帮助或关怀。Shumaker 和 Brownell（1984）认同这一观点，他们将社会支持定义为"旨在增强接受者的福利，在提供者和接受者之间进行的资源交换"。

我国学者对社会支持也有着丰富的研究，但对社会支持还没有统一定义，学者们根据自己不同的理解提出了不同的定义。肖水源（1994）认为来自亲人、朋友等社会各方面的，给予个体心理上或物质上的帮助和支持，即社会支持。丘海雄等（1998）指出，"社会支持既涉及家庭内外的供养与维系，也涉及各种正式与非正式的支援与帮助"。张文宏和阮丹青（1999）认为一般意义上的社会支持是指"人们从社会中所得到的、来自他人的各种帮助"。李强（1998）的定义则进一步涵盖了社会支持的功能，他认为，个人通过多样的社会联系获得的，能够帮助其缓解紧张的心理状态，减轻心理的应激反应，从而使社会适应能力也得到提高的资源即社会支持。但也有学者指出，并非所有的社会支持都会收到积极的效果，社会支持的结果也可能是消极的，或者不会产生任何效果（Shumaker & Brownell，1984）。

学者们也依据不同的标准对社会支持进行了不同的分类。第一，以社会支持是否可见为标准进行划分。有学者根据社会支持是否可见，将其分为客观性支持和主观性支持：客观性支持主要包括物质性支持、工具性支持等（肖水源，1994）；主观性支持是指人们心理上或情感上体验到的支持，主要包括人们在社会中感受到的来自他人的尊重、理解等情感体验（Cobb，1976）。第二，以社会支持的功能为标准进行划分。有学者按照功能标准将社会支持分为两类，譬如，Lin等（1999）、Dean 和 Lin（1977）重点关注表达性支持和工具性支持这两种功能性的社会支持。也有学者按照功能标准将社会支持分为三类，例如，Cobb（1976）将社会支持划分为情感支持、信息支持和自尊支持；类似地，Wan 等（1996）将社会支持分为情感支持、信息支持和陪伴支持。还有学者按照功能标准将社会支持分为四类及以上，譬如，Schaefer 等（1981）认为社会支持包括感知支持、有形支持、情感支持、网络支持和信息支持。第三，依据来源对社会支持进行分类，如 Dahlem 等（1991）按照社会支持的来源将其分为家庭成员支持、朋友支持、同学支持、邻居支持和同事支持等方面。更多的学者依照社会支持的来源将其分为正式社会支持和非正式社会支持两大类：正式社会支持是由政府、社区、非政府组织等提供的各种支持服务，提供服务或者帮助的人员一般是经过专业培训的专业人员，他们按照特定的程序和规则发挥某种特定的功能；非正式社会支持形成的基础是血缘、地缘、业缘，其中坚力量是配偶、亲友等（陶裕春、申昱，2014）。

本书中的社会支持包括非正式支持和正式支持两种类型：非正式支持是指源自家庭对老年人的帮助或支持和源自朋友对老年人的帮助或支持；正式支持是指社区为老年人提供的照料服务支持和精神服务支持。需要对以下几点进行说明。

第一，本研究中的社会支持是一种单向度的外界对老年人的支持，而不包含老年人对外界的支持。

第二，一般来说，尽管正式支持还应该包括正式的社会保障支持，但是，由于本书中政府的转移性收入是老年人收入非常重要的组成部分，在对老年人进行贫困测量时已经将社会保障收入考虑在内，所以在正式支持中不再将社会保障支持考虑在内。

第三，本书利用社会隔离（social isolation）反映非正式支持，包括利用家庭隔离（family isolation）反映家庭支持和利用朋友隔离（friend isolation）反映朋友支持。之所以利用家庭隔离反映家庭支持，利用朋友隔离反映朋友支持，主要基于两点考虑。一方面，本研究所使用的数据来源于 2014 年中国老年社会追踪调查（China Longitudinal Aging Social Survey，CLASS，下文将简称 CLASS），CLASS 2014 问卷中采用 Lubben 等（2006）制定的精简版社会网络量表（Lubben Social Network Scale-6，LSNS-6）（下文简称 LSNS-6 量表）测量老年人的非正式社会网络状况，以评估老年人包括家庭隔离和朋友隔离在内的社会隔离状况。另一方面，老年人的非正式支持最主要和最重要的来源是非正式支持网络，非正式支持网络越丰富，老年人能够获得的非正式支持越强；反之，老年人能够获得的非正式支持越弱。而社会隔离的基础是人际关系（Yi & Hwang，2015），当个体缺乏与他人的联系和互动时，社会关系网络将缩小或缺失，进而处于社会隔离状态（张硕、陈功，2015）。因此，社会隔离状况能够反映老年人的社会支持状况，社会隔离说明其社会支持状况不佳，没有社会隔离说明其社会支持状况良好；家庭隔离说明其家庭支持状况不佳，没有家庭隔离说明其家庭支持状况良好；朋友隔离说明其朋友支持状况不佳，没有朋友隔离说明其朋友支持状况良好。对家庭隔离和朋友隔离的测量将在第四章中具体介绍。

四　研究思路与方法

（一）研究思路

本研究以压力过程模型、相对剥夺理论、社会支持理论和压力应对理论为指导，以完善老年人心理健康保障、促进老年人心理健康为出发点来展开。

第一，对贫困、社会支持和老年人心理健康的不同维度进行界定，在系统梳理贫困、社会支持与老年人心理健康文献的基础上，掌握贫困与老年人心理健康的关系、社会支持在贫困对老年人心理健康影响中的调节作用的研究现状；在已有的压力过程模型、相对剥夺理论、社会支持理论和压力应对理论的基础上，结合老年贫困和城乡二元社会结构的现实，构建适用于绝对贫困和相对贫困对城乡老年人心理健康影响，以及绝对贫困和相对贫困对城乡老年人心理健康影响的家庭支持、朋友支持、社区照料服务支持和社区精神服务支持差异的分析框架，为本书的实证研究提供理论支持。

第二，基于贫困和社会支持的视角，探索贫困对城乡老年人心理健康的影响，以及社会支持在贫困对城乡老年人心理健康影响中的调节作用。具体内容如下。

其一，贫困与城乡老年人的生活满意度。首先，运用单变量、双变量描述统计分析等方法，关注和考察城乡老年人生活满意度的现状；其次，在压力过程模型和相对剥夺理论的指引下，建立分层 Binary Logistic 回归模型，分析贫困对老年人生活满意度的影响及其呈现的城乡差异；最后，在社会支持理论和压力应对理论的指引下，考察社会支持在贫困对城乡老年人生活满意度影响中的调节作用及其呈现的城乡差异。

其二，贫困与城乡老年人的抑郁感状况。首先，利用简单的统计分析方法考察城乡老年人抑郁感的现状；其次，在压力过程模型和相对剥夺理论的指引下，通过分层 OLS 回归分析方法，探讨贫困对老年人抑郁感的影响，以及贫困对城乡老年人抑郁感影响的差异；最后，在社会支持理论和压力应对理论的指引下，考察社会支持在贫困对老年人抑郁感影响中的调节作用，并比较社会支持在城市老年人和农村老年人两个不同群体中调节作用的差异。

其三，贫困与城乡老年人的孤独感状况。首先，考察城乡老年人孤独感的现状；其次，根据压力过程模型和相对剥夺理论构建分层 OLS 回归模型，考察贫困对老年人孤独感的影响及其呈现的城乡差异；最后，以社会支持理论和压力应对理论为指导，考察社会支持在老年人孤独感影响中的调节作用及其呈现的城乡差异。

第三，结合研究结论以及我国老年贫困、社会支持体系和心理健康的现实背景和国情，从减少老年贫困、完善社区养老服务、建设老年人非正式支持网络和增强老年人的主体能动性四个方面，提出提升老年人心理健康保障水平的对策建议。

研究的整体技术路线如图 1－1 所示。

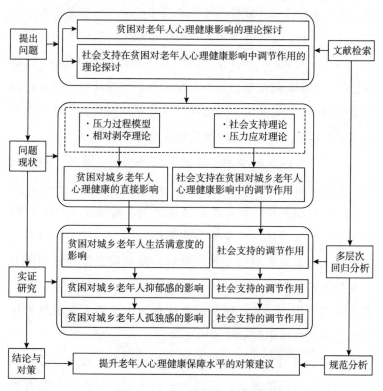

图 1－1　本研究的技术路线

（二）研究方法

1. 研究数据

本研究的基础是文本资料和数据资料。文本资料主要来源于学界公开发表的学术期刊和出版的书籍；数据资料主要来源于2014年中国老年社会追踪调查中的个人数据。2014年的CLASS项目是由中国人民大学组织的全国性的大型社会调查项目。在2011年和2012年两次试调查的基础上，CLASS项目在2014年开展了第一次全国范围的基线调查。该项目采取分层多阶段的概率抽样方法，在除港澳台、海南、新疆和西藏之外的全国28个省级单位中的134个县、区抽取了462个村、居，进行了社区层面的调查；在所抽取的村、居中，又抽取了一万多户家庭中的60岁及以上的老年人作为调查对象，进行老年人个体层面的调查。最后，共获得462份社区问卷和11511份居民问卷。因此，该数据共调查11511个60岁及以上的老年人样本，其中居住在城市（居委会/社区）的老年人样本为6907个，居住在农村（村委会）的老年人样本为4604个。经过筛选，剔除相关变量存在缺失值的样本，最终符合条件的老年人分析样本为6331个，其中城市老年人样本4113个，占总样本的64.97%，农村老年人样本2218个，占总样本的35.03%。

之所以主要选取和使用CLASS的个人数据，主要基于两点考虑：第一，该数据遵循了规范的抽样标准，是全国性的且具有一定规范性、科学性的数据，其信度和效度具有一定保障；第二，该数据包含的变量信息与本研究的主题非常契合。它是目前国内针对老年人的专项调查中，为数不多的利用 Lubben 等编制的社会网络量表对老年人的非正式支持网络进行了较为详尽测量的调查数据。

2. 研究方法

本书使用定量研究方法，分析贫困对城乡老年人心理健康的影响，以及社会支持在贫困对城乡老年人心理健康影响过程中的调节作用。定量研究方法是对可以量化的事物进行测量和分析，从而实现对假设进行检验的一种研究方法。它主要关注和回答有关整体的，相对宏观且普遍的，侧重客观事实，尤其是有关变量之间关系的问题。

本研究将利用 2014 年的 CLASS 数据，利用 Stata 统计软件对统计变量进行单变量统计描述分析、双变量的交互分析、分层 Binary Logistic 回归分析、分层 OLS 回归分析等统计处理，通过对数据资料的归纳、比较和深入的推论性研究，探讨城乡老年人心理健康现状，分析贫困对老年人心理健康的影响及城乡差异，以及社会支持在贫困对老年人心理健康影响中的调节作用及其呈现的城乡差异。下文将对所使用的多层次（分层）回归模型进行详细说明。

CLASS 2014 采用的是多阶段抽样方法，个体嵌套于社区，同一社区的居民内部相似度高。一般来说，如果直接使用一层回归模型，会导致样本违背"每个被调查者都相互独立"的假定，因此通常采用将非独立性的来源纳入方程中来解决这一问题的多层次回归模型（Multilevel Linear Regression Model/Hierarchical Linear Model，HLM/Mixed Model）。多层次回归模型能够在模型中进一步分解数据非独立所致的方差分量，实现准确的回归系数和标准误估计，同时也能够准确地估计高层次变量对个人层次上的因变量的效应。为了消除不同老年人因为同一社区的共同特征而产生的相关性，本研究将采用随机效应模型来对心理健康进行分析，利用随机因子来消除因同一社区而产生的整群效应，主要采用的方法有分层 Binary Logistic 模型和分层 OLS 回归模型（亦称"分层 OLS 模型""分层 OLS 随机截距模型"等）。

上文从理论分析上阐明了利用多层次回归模型的必要性，在数据的实际处理中，也会通过组内相关度（Intraclass Correlation，ICC，ρ）或者似然比检验来判断是否要保留多层次回归模型。在使用多层次回归模型前，首先会根据方差成分模型的回归结果计算出组内相关度，然后根据 ICC（ρ）的大小判断是否要使用多层次回归模型。方差成分模型是没有自变量的简单多层次回归模型：

$$y_{ij} = \beta_0 + \varepsilon_{ij} \qquad (1-1)$$

式 1-1 中，β_0 是截距，ε_{ij} 是方差，ε_{ij} 被分成相互独立的两部分来进行估计：

$$\varepsilon_{ij} = \mu_j + e_{ij} \qquad (1-2)$$

式 1-2 中，μ_j 是组间方差成分，e_{ij} 是组内方差成分，因此式 1-1 即

$$y_{ij} = \beta_0 + \mu_j + e_{ij} \qquad (1-3)$$

组内相关度的计算公式为：

$$ICC（\rho） = \frac{\sigma^2_{\mu_j}}{\sigma^2_{\mu_j} + \sigma^2_{e_{ij}}} = \frac{Var（\mu_j）}{Var（\mu_j） + Var（e_{ij}）} \qquad (1-4)$$

表 1 – 1 展示了 ρ 值所代表的组内相关度强度。

表 1 – 1　组内相关度强度判断标准

ρ 的取值范围	关联强度
$0.01 \leqslant \rho < 0.059$	低关联强度
$0.059 \leqslant \rho < 0.138$	中关联强度
$\rho \geqslant 0.138$	高关联强度

Cohen（1988）认为，当 ρ 大于 0.059 时，应该使用多层次回归模型，这一标准也为学界所接受。

另一种判断是否应该保留多层次回归模型的方法是根据似然比检验。如果似然比检验通过了显著性检验，则保留高层次的回归模型；反之，则使用低一层次的回归模型。

本研究还将在多元回归模型中纳入交互项探讨调节变量的调节作用。在社会科学中，将交互作用概念化为调节关系是非常流行的。该视角可用一个三变量系统进行展示（见图 1 – 2）。在该三变量系统中，共有三个变量，其中，Y 是结果变量，X 是自变量，Z 是调节变量，且 Y 受到 X 的影响。当 X 对 Y 的影响取决于 Z 的取值时，就存在交互作用，即 Z 就是具有调节作用的调节变量。

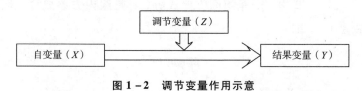

图 1 – 2　调节变量作用示意

考察 Z 在 X 与 Y 之间关系的调节作用方法是：生成交互项 $X \times Z$，将其纳入公式 $Y = aX + bZ + e_1$ 中，得到公式 $Y = aX +$

$bZ + cX \times Z + e_2$，对 Z 的调节作用进行考察。

调节作用是指调节变量在自变量和因变量关系中的增强作用或干扰作用，增强作用即正向调节作用，干扰作用即负向调节作用。表 1－2 呈现了判断调节变量的调节作用的标准。一般来说，当 X 与 Y 正相关，$X \times Z$ 的回归系数为正时，表示 Z 在 X 与 Y 的关系之间具有正向调节作用；$X \times Z$ 的回归系数为负时，表示 Z 具有负向调节作用。当 X 与 Y 负相关，$X \times Z$ 的回归系数为正时，表示 Z 在 X 与 Y 的关系之间具有负向调节作用；$X \times Z$ 的回归系数为负时，表示 Z 具有正向调节作用。从本质上说，调节变量的正向调节作用即调节变量能够减少 X 对 Y 的不利影响（或调节变量能够增强 X 对 Y 的有利影响），而调节变量的负向调节作用即调节变量会加剧 X 对 Y 的不利影响（或调节变量会干扰 X 对 Y 的有利影响）。

表 1－2　调节变量调节作用的判断标准

X 与 Y 的关系	$X \times Z$ 的回归系数	Z 的调节作用
正相关	正	正向调节
	负	负向调节
负相关	正	负向调节
	负	正向调节

第二章　国内外相关研究评述

目前，国内外学术界关于贫困对心理健康的影响、社会支持对心理健康的直接和间接影响、其他影响因素对心理健康的影响已经有非常可观的研究成果。本章将对已有的相关文献进行综述，分析已有的关于贫困对老年人心理健康的影响，以及社会支持在其中的调节作用等方面研究的不足，进而划定本书的研究空间。首先，从以经济状况为表征的贫困对心理健康的影响和相对贫困对健康的影响两个方面对贫困对心理健康的影响研究进行梳理；其次，从社会支持对心理健康的直接影响和间接影响两个方面对社会支持对心理健康的影响研究进行梳理；再次，从个体层面、家庭层面和社会层面对影响老年人心理健康的其他因素进行梳理；最后，对已有的相关研究进行述评，指出本书的研究空间，确定本书的研究内容和研究方向。

一　贫困对心理健康的影响

（一）以经济状况为表征的贫困对心理健康的影响

国内外诸多学者对经济贫困对心理健康影响的研究主题

都有所关注。结合本书需要,下文将从经济状况对生活满意度的影响研究、经济状况对抑郁感的影响研究、经济状况对孤独感的影响研究和其他关于经济状况与心理健康相关关系的研究四个方面对已有研究进行梳理。

第一,经济状况对生活满意度的影响研究。多数研究表明,良好的经济状况有利于提升个体的生活满意度。如 Ferrer-I-Carbonell 和 Frijters (2004) 利用德国统一期间 (1991～2001年) 的数据进行研究发现,收入与生活满意度具有显著的相关关系。我国学者冯晓黎等 (2005) 的研究也发现,经济收入对老年人生活满意度具有重要影响。也有研究表明,尽管在个人层面收入与生活满意度具有正相关关系,但是,这种相关性并不强 (Diener & Biswas-Diener, 2002)。Hsu Hui-Chuan (2010) 不仅关注了经济满意度对我国台湾地区成年人生活满意度的影响,同时也关注了童年的经济状况对成年人生活满意度的解释力度,结果发现经济满意度与生活满意度相关,但童年经济状况与生活满意度不存在显著的相关关系。还有一些学者对不同条件下经济状况与生活满意度的相关关系进行了探讨,如 Samman (2013) 针对智利的一项研究发现,非贫困群体的生活满意度明显高于贫困群体,但当贫困群体仍处于贫困线以下时,收入增加并没有明显影响其生活满意度;Boes 和 Winkelmann (2010) 的研究发现,与生活满意度更高的个体相比,收入的增长对生活满意度更低的个体的生活满意度的影响更为显著。

Easterlin (2001) 认为,幸福和收入之间的关系令人费解:在某个时间点,收入较多的人一般比那些收入较少的人更快乐，然而，在整个生命周期中，尽管收入大幅增长，但群体的平均幸福感仍然保持不变；此外，尽管一个队列的幸福感在整个生命周期中保持不变，但人们通常认为他们过去的情况更糟，将来会更好。国内关于收入与幸福之间关系的研究得出不同的结论。有研究者发现，收入与幸福的正向相关关系并不强（谢识予等，2001）。但也有研究者发现，收入对幸福感具有显著的正向影响（朱建芳、杨晓兰，2009）。

第二，经济状况对抑郁感的影响研究。经济状况对抑郁感的影响研究已经得到学术界的广泛关注。Das 等（2007）运用来自波斯尼亚、墨西哥、印度和印度尼西亚四个国家的数据进行的实证分析发现，人均家庭支出与抑郁感不相关。Mumford 等（2000）的研究发现，抑郁障碍与成年男性的社会经济变量并不呈负相关关系，但大量研究表明收入贫困是导致成年人抑郁问题的风险因素。Hamad 等（2008）以南非成年人为研究对象，发现在经济资源更少的人中容易出现更多的抑郁症状。类似地，Myer 等（2008）对南非成年人的研究也发现，在社会经济水平最低的个体中，高度的心理困扰最为常见。Hanandita 和 Tampubolon（2014）对印度尼西亚成年人的一项研究证实了人均家庭消费支出与抑郁负相关。在此基础上，Tampubolon 和 Hanandita（2014）在其另外一篇文章中使用另外两种方法来衡量贫困——每天不到两美元的虚拟变量和三分位虚拟变量，得出了基本一致的结论：贫困会导致严重的抑郁问题。还有学者单独以居住在城市的群体为研究对象，如 Mphil（2013）对加纳城市成年人的相关研究发现，低收入与其心理障碍正相关。

一些学者专门探讨了老年人贫困与抑郁的关系，以不同的老年群体为研究对象，利用不同的经济指标考察贫困，都得出贫困与老年人抑郁正相关的结论。一项关于东欧老年人的研究发现，经济困难自评和拥有的家用电器数与老年人的抑郁状况显著相关（Nicholson et al.，2008）。Abe 等（2012）对日本城乡老年人的相关研究也发现，经济压力与城市老年人和农村老年人的抑郁感都显著相关。

Fukunaga 等（2012）将关注对象限定为在农村社区独居的日本老年人，同样发现，抑郁与农村社区独居的老年人的经济压力相关。Murata 等（2008）则以空巢老年人为研究对象，发现与城市社区的空巢老年人相比，农村社区空巢老年人的收入更低，患抑郁症的情况也更为严重。

在美国白人老年人和非洲裔老年人中，较高的财富和收入水平，以及过去和现在较低水平的经济困难，都与较低的抑郁水平相关。对白人老年人和非洲裔老年人进行进一步对比研究发现，对于非裔老年人来说，收入的保护性效应明显减弱（Kahn & Fazio，2005）。

与非贫困老年人相比，贫困老年人的抑郁状况更严重。这一观点已经被一些研究证实。例如，唐丹（2010）的研究发现，无论根据主观上的经济状况还是客观上的经济状况，都能够有效地预测老年人的抑郁症状。Lei 等（2014）的研究发现，人均支出水平对中国中老年人的抑郁具有稳定的显著影响。而温兴祥、程超（2017）的研究发现，收入的增加能够显著降低农村中老年人的抑郁程度。一项针对香港地区老年人的实证研究同样支持以上观点，该研究发现老年人的抑郁状况与其经济自评状况相关：经济自评状况越好，经济压力越小，老年人的抑郁程度越轻微（Chi et al.，2005）。

第三，经济状况对孤独感的影响研究。一些学者利用不同的指标测量经济状况，都得出经济状况对孤独感具有重要影响的结论。例如，Emerson 和 Jayawardhana（2016）指出，经济资源较少是造成老年人孤独感的重要预测因素。李建新和张风雨（1997）的研究发现，经济满意度是城市老年人孤独感的重要影响因素，经济满意度越高，城市老年人孤独感程度越低。李强等（2019）的研究发现，与自评经济状况好的城市高龄（70 岁及以上）独居老人相比，自评经济状况差的城市高龄独居老人的孤独感更强。但也有学者研究发现，老年人的月收入仅与能够完全自理的老年人的孤独感具有显著的负相关关系，对失能老年人的孤独感并没有显著影响（董亭月，2017）。韦璞（2012）同时探讨了个人收入和经济收入需求的满足程度对老年人孤独感的影响，发现老年人的个人收入高低对其孤独感没有显著影响，但经济收入需求的满足程度对其孤独感有显著影响。她指出这可能是因为我国一般以家庭而非个人为消费单位，"家庭成员之间的收入相互调剂使用，老年人的个人收入对其自身生活的影响不大，家庭总收入及其满足程度才是影响老年人生活的关键因素"。Arendt（2005）的研究结论与韦璞具有一致性，他的研究发现，在控制了其他变量的情况下，不同收入层次的老年人之间，社会联系没有显著差异，收入高低与老年人不同水平的社会活动没有显著相关关系，因此社会活动和孤独感与收入的相关关系消失了。

第四，其他关于经济状况与心理健康相关关系的研究。一些学者探讨了经济状况对个体总体心理健康状况的影响，但结论并不完全一致。Arendt（2005）认为更高水平的收入赋予了个体在住房或休闲娱乐活动上更多的选择权，这可能直接影响社会联系和互动，进而影响心理健康状况。Evans 等（2002）的研究结论佐证了这一观点，即良好的住房质量与个体良好的心理健康水平具有正相关关系。我国学者杨菊华和陈志光（2010）指出，绝对经济贫困是其他类型贫困的源头，老年人生活来源不足会对其健康水平和心理满意度产生不良影响。但也有学者指出，如果高收入水平产生异化或社交网络遭破坏，可能会降低健康水平（Grunert & Oelander, 1989：34）。王玲凤（2009）以城市空巢老人为研究对象，探讨了收入对空巢老人敏感焦虑的影响，结果发现空巢老人的敏感焦虑问题随着收入的降低而变得严重。

（二）相对贫困对健康的影响

目前国内关于相对贫困对心理健康影响的研究仍然较为有限，因此本部分将国内关于相对贫困对身体健康影响的研究也纳入其中。下面将从相对贫困对生活满意度的影响研究、相对贫困对抑郁感的影响研究、其他关于相对贫困与心理健康相关关系的研究和相对贫困对身体健康的影响研究四个方面进行综述。

第一，相对贫困对生活满意度的影响研究。许多学者从不同视角关注相对贫困与生活满意度的关系，都得出相对贫困与生活满意度呈显著负相关关系的结论。如 Verme（2011）

的研究发现，收入不平等对生活满意度具有显著的负向影响；王俊秀（2014）的研究发现，收入等级与居民生活满意度呈正相关关系；王亚楠（2017）对新生代农民工群体的研究也发现，相对剥夺感与新生代农民工的生活满意度呈显著负相关关系。王俊秀（2014）还对绝对收入和相对收入对居民生活满意度的影响程度进行了对比分析，发现相对收入对居民生活满意度的影响更不明显。彭代彦和吴宝新（2008）分别对村庄内部的农业收入差距和非农业收入差距对农民生活满意度的影响进行了探讨，发现前者与农民的生活满意度呈显著负相关关系，而后者与农民的生活满意度的相关关系没有通过显著性检验。

第二，相对贫困对抑郁感的影响研究。针对成年人的研究发现，相对贫困与抑郁感呈正相关关系，如 Wilkinson（1998）指出，严重的收入不平等会使社会底层群众长期生活在紧张和压抑的负面情绪中。Kuo 和 Chiang（2013）以台湾地区成年人为研究对象的研究也发现，相对剥夺与男性成年人和女性成年人的抑郁感都呈显著正相关关系。我国学者任国强等（2016）利用 2010 年中国综合社会调查（CGSS）数据，以问卷中的问题"在过去的四周中，您感到心情抑郁或沮丧的情形是？"来测量城乡居民的抑郁感，用 Yitzhaki 指数来衡量收入不平等，发现收入不平等会加剧城乡居民的抑郁感。老年人群体中相对贫困与抑郁感的关系也开始引起研究者的注意。孙晶晶和周清杰（2017）的实证结果显示，以基尼系数为衡量指标的收入不平等与老年人的抑郁状况没有显著关系。而另一些学者的实证研究证实了相对剥夺和收入等级与老年人抑郁显著相关，相对剥夺越强，收入等级越低，老年人患抑郁症的可能性越大（Eibner et al.，2004；Gero et al.，2017）。温兴祥（2018）针对农村老年人的一项研究也发现，相对剥夺对农村中老年人的抑郁感具有显著影响，相对剥夺感越强，抑郁感也越强。

第三，其他关于相对贫困与心理健康相关关系的研究。在相对贫困对总体心理健康的影响研究方面，Elgar 等（2013）以青少年为研究对象，发现地区和学校层面的相对剥夺，以及地区层面的财富等级与青少年的身心健康相关，而且与绝对财富相比，地区层面的相对剥夺、学校层面的相对剥夺和地区层面的财富等级与青少年身心健康的关系更密切。Mishra 和 Carleton（2015）以加拿大成年人为研究对象，发现相对剥夺与较差的心理健康有显著的正相关关系。Hounkpatin等（2016）同时利用 Yitzhaki 指数和收入等级作为相对贫困的衡量指标，发现收入等级与成年人心理健康的相关关系更强。另有学者对相对贫困对成年人心理健康影响的性别差异进行了研究，得出的结论有所出入。Wildman（2003）利用英国家庭调查数据进行了性别差异研究，他发现，相对贫困与女性成年人的心理健康有负相关关系，与男性成年人的心理健康不存在相关关系。但 Maite 和 Santiago（2013）的研究发现，收入剥夺对男性心理健康的危害大于女性。学界对相对贫困对主观幸福感的影响也有所关注。有人发现，收入不平等和对收入不平等的感知都会削弱个人幸福的积极体验（黄嘉文，2016；岳经纶、张虎平，2018）。同自评社会经济地位与他人差不多的老年人相比，自评社会经济地位较高的老年人主观幸福感更强，自评社会经济地位较低的老年人主观幸福感更弱（程新峰、姜全保，2017）。胡洪曙和鲁元平（2012）通过实证分析发现，收入不平等对老年人正向幸福感和负向幸福感都有显著负向影响。学者对相对贫困对压抑、焦虑等心理问题的影响也有所关注，如 Eibner 等（2004）通过实证研究发现，收入剥夺会增加压抑、焦虑等心理问题产生的风险。

第四，相对贫困对身体健康的影响研究。在研究收入不平等对个体健康的影响时，很多国内学者以自评健康为因变量。有研究发现，收入不平等程度显著负向影响个体自评健康（周彬、齐亚强，2012），相对剥夺对农村中老年人自评健康状况也呈显著负向影响（温兴祥，2018）。但也有研究得出不同的结论，认为地区收入不平等程度对个体自评健康没有显著影响（齐亚强、牛建林，2015）。而贾珅（2013）对农村地区的收入不平等与健康水平关系的实证分析结果显示，县级水平的收入不平等显著影响农村地区居民的自评健康状况，但村庄和省级水平的收入不平等与农村居民的自评健康不相关。王少瑾（2007）以各地区城乡居民收入之比为自变量，平均预期寿命为因变量，对收入不平等与中国人口健康的关系进行实证分析，发现收入不平等对中国人口的健康状况具有显著负向影响。温湖炜和郭子琪（2015）将身体健康操作分为自评健康水平、观察健康水平和个人医疗费用三个指标，考察以县级层面基尼系数为特征的县级层面收入不平等与居民健康水平的关系，得出县级层面收入不平等与居民健康水平呈倒"U"形关系的结论。万莎（2015）用各省份基尼系数反映收入不平等，用日常活动能力、器具性日常活

动能力、功能受限状况、认知功能、自评健康、他评健康和
自评慢性病患病率 7 个指标衡量健康，考察我国收入不平等
对老年人健康的影响，结果发现，基尼系数显著负向影响老
年人健康，即基尼系数越大，收入越不平等，老年人健康状
况越差。

二　社会支持对心理健康的影响

（一）社会支持对心理健康的直接影响

在社会支持对心理健康的直接影响方面，国内外已经有
非常丰富的相关研究。根据研究需要，下文将从社会支持对
生活满意度的影响研究、社会支持对抑郁感的影响研究、社
会支持对孤独感的影响研究和其他关于社会支持对心理健康
的影响研究四个方面进行文献梳理。

第一，社会支持对生活满意度的影响研究。非正式支持
如何影响老年人的生活满意度？Bowling 和 Browne（1991）的
研究发现，社交网络变量和非正式帮助的提供与 85 岁以上高
龄老年人的生活满意度显著相关。贺寨平（2002）从社会支
持的数量和质量方面考察社会支持对农村老年人生活满意度
的影响，结果表明：有配偶的农村老年人生活满意度显著高
于没有配偶的农村老年人，子女的数量与老年人生活满意度
显著正相关，关系强度和网络资本中网络成员经济收入的平
均水平都显著正向影响农村老年人的生活满意度。类似地，
章洵（2015）的研究发现，子女数量与男性老年人和女性老

年人的生活满意度都呈显著正相关关系。李建新（2004）的分析得出情感性支持和感知性支持显著正向影响老年人生活满意度的研究结论。王萍和李树茁（2011）同时考察了成年子女与老年父母之间的双向互动，发现成年子女对老年父母的经济支持、成年子女与老年父母之间双向的家务帮助和情感支持能够提升老年父母的生活满意度。郑志丹和郑研辉（2017）以代际经济支持内生性为研究视角，得出子女的日常照料能够提升老年父母生活满意度的结论。正式支持因素也是生活满意度或主观幸福感的重要影响因素。新农合、新农保、退休金等社会保障因素对农村老年人主观幸福感有显著正向作用（卫龙宝等，2008；王福兴等，2011；方黎明，2016）。养老保险、医疗保险、退休金对城市老年人的生活满意度都具有显著的促进作用（向运华、姚虹，2016；郑志丹、郑研辉，2017）。除社会保障因素外，社会机构向老年人所提供的支持对老年人的生活满意度也有重要影响（吴岳、郭成，2011）。

第二，社会支持对抑郁感的影响研究。大多数学者关注的是非正式支持对抑郁感的影响。Lin 等（1999）是较早关注社会支持与抑郁感关系的学者，他们的研究发现，支持结构和支持功能的元素对抑郁产生直接影响。

尽管对社会支持和抑郁的测量方式有所不同，但很多学者得出社会支持与抑郁显著负相关的结论。例如，Abe 等（2012）利用老年抑郁量表（Geriatric Depression Scale，GDS）和感知社会支持量表（Perceived Social Support Scale，PSSS）分别对日本农村老年人的抑郁症状和社会支持进行测量，分

析发现日本农村老年人的抑郁症状与社会支持相关；Roh 等
（2015）对美洲印第安人和阿拉斯加原住民中的老年人抑郁和
社会支持的度量方式与 Abe 等人一致，最后也发现，在该群
体中，社会支持与抑郁症状呈负相关关系；Kim 等（2012）
使用 Lubben 社交网络量表（Lubben Social Network Scale，
LSNS）测量研究对象的社会支持，使用包含15个条目的老年
抑郁量表简表（Geriatric Depression Scale-Short Form，GDS-
SF）测量抑郁症状，发现社会支持与韩国老年移民的抑郁症
状呈负相关；Park 等（2012）使用修订版的 Lubben 社交网络
量表测量研究对象的社会支持，使用包含30个条目的老年抑
郁量表（Geriatric Depression Scale Form，GDS-F）测量抑郁症
状，分析结果也表明社会支持与韩国老年移民的抑郁症状呈
负相关关系；Muramatsu 等（2010）运用包含8个条目的简短
版 CES-D 量表对抑郁症状进行测量，也发现非正式支持在缓
解抑郁症状方面具有重要作用。我国学者彭华茂和尹述飞
（2010）对空巢老人的研究则发现，成年子女的社会支持能够
显著改善老年人的抑郁状况；王兴华等（2006）通过回归分
析也发现，感知到更高水平家庭支持的社区老年人的抑郁感
水平更低。

　　不过也有研究对"社会支持显著减轻抑郁状况"这一结
论提出了挑战。Mair 等（2010）的一项研究发现，社会支持
与抑郁症的相关性具有性别差异，他们利用 CES-D 量表对抑
郁症状进行测量，但对社会支持的测量与上述文献具有较大
差异，他们将社会支持分为住宅稳定性、家庭结构、社会凝
聚力、互惠交换和社会关系五个维度，最后得出大多数社会

支持变量与女性抑郁症状水平较低相关，而与男性抑郁症状水平无关的结论。

不同的支持来源对老年人抑郁感影响的研究得出的结论有所差异。有研究指出，来自家庭成员的支持比朋友的支持更重要（Chou & Chi，2003）；也有研究指出，来自家庭的支持和来自朋友的支持同样重要（Choi & Ha，2011）；还有研究认为，仅家庭支持对抑郁具有显著影响（Teo et al.，2013）。

Poulin 等（2012）另辟蹊径，对中美老年人的感知家庭支持和感知朋友支持与抑郁感的关系进行了对比研究。结果表明，中国老年人的家庭支持与抑郁感之间的关系比美国老年人更强；相反，美国老年人的朋友支持和抑郁感之间的关系比中国老年人更强。

也有部分学者关注到正式支持对老年人抑郁感的影响。例如，Runcan（2012）指出，在许多情况下，缺乏社区的社会支持可能导致老年人的孤独和社会孤立。Zurlo 等（2014）的分析结果表明，总体上，社区活动、老年津贴和养老金都能够显著缓解老年人的抑郁症状；社区活动和老年津贴对农村老年人的影响最为显著；但是社区活动、老年津贴和养老金对高龄老年人不具有显著影响。Li 等（2015）探讨了包括老年津贴、医疗设施和老年人活动中心的正式支持对我国农村老年人是否患抑郁症的影响，结果发现，老年津贴和医疗设施有显著影响，但老年人活动中心不具有显著影响。解垩（2015）关注了"新农保"制度对农村老年人抑郁指数的影响，研究结果显示，"新农保"制度与抑郁指数之间不存在相关关系，其原因可能是"新农保"制度的补助水平较低，难

以在短期内对农村老年人的心理产生有利影响。Wang 等
（2017）的研究也发现，源自社区的正式支持能够减轻老年人
的抑郁症状。

第三，社会支持对孤独感的影响研究。非正式支持如何
影响老年人孤独感这一问题已经得到国内外学者的广泛关注。
Mullins 等（1987）的研究发现，无子女和无孙子女的老年人
比有子女和有孙子女的老年人更加孤独；在有家人的老年人
中，跟家人的接触频率与孤独感不相关；与邻居和朋友接触
得越多，老年人的孤独感越弱。章泃（2015）的一项实证研
究发现，子女数量越多，农村老年人没有孤独感的可能性越
大。Bowling 和 Browne（1991）的研究发现，社交网络变量和
非正式帮助的提供与 85 岁以上高龄老年人的孤独情绪显著
相关。

关于尼泊尔老年人的一项研究关注不同的社会支持来源
对其孤独感的影响。该研究发现，获得配偶支持、给配偶提
供支持和与子女同住能够显著降低老年人的孤独感（Chalise
et al.，2010）。关于俄罗斯和乌克兰的老年犹太人的一项研
究结果也显示，社交网络的特征与孤独感显著相关，未婚和
无子女的老人报告了最高程度的孤独感，经常与孩子保持联
系的已婚老人感到最不孤独，不经常与亲戚或朋友联系的已
婚和未婚老人比那些保持这种接触的人更孤独（Iecovich et
al.，2010）。

还有学者对不同社会支持来源对孤独感的影响进行了对
比研究。譬如，Shiovitz-Ezra 和 Leitsch（2010）报告说，来自
家庭的社会支持是孤独感的负面预测因素，而朋友的社会支

持并不是孤独感的预测因素。Stevens 和 Westerhof（2006）发现，伴侣和朋友的社会支持与较低的孤独感水平显著相关，而家庭成员的社会支持与孤独感则没有相关关系。

多数研究表明，社会支持水平更高的老年人孤独感水平更低。如吴捷（2008）和吴国婷等（2018）对总体老年人的研究结论都为这一观点提供了有力证据；刘靓等（2009）专门考察了亲子支持对老年人孤独感的影响，得出亲子支持能够显著减轻老年人孤独感的结论。一些学者更为关注独居老人、农村女性老年人、空巢老人等，例如，Yeh 和 Lo（2004）针对台湾地区高雄市的独居老人进行的一项调查显示，独居老人感受到朋友的积极支持较为缺乏，从而导致独居老人的孤独感更强；韦艳等（2010）针对我国农村女性老年人的一项研究发现，社会支持对农村女性老年人的孤独感具有显著影响，较广的社会交往、丰富的代际情感支持和周到的日常生活照料都能够显著减轻农村女性老年人的孤独感；Liu 等（2007）对中国山区农村空巢老人的研究表明，社会支持能够显著改善该老年人群体的孤独感。还有一些学者进行了对比研究。董亭月（2017）对比分析了朋友支持和家庭支持对在生活中具有完全自理能力和完全不具有自理能力的两类老年人孤独感作用的大小，发现对于前者来说，朋友支持的预测作用大于家庭，而对于后者来说，家庭支持的预测作用更大。Poulin 等（2012）分析了感知家庭支持和感知朋友支持对中美老年人孤独感作用的大小，其研究结果表明，中国老年人的家庭支持与孤独感之间的关系强于美国老年人，但美国老年人朋友支持与孤独感之间的关系强于中国老年人。

另有少数学者关注正式支持对老年人孤独感的影响。例如，王福兴等（2011）的研究发现，拥有退休金的老人感到孤独的频率更低；韦艳等（2010）指出，社区中的老年活动中心、文化室等类似机构能够帮助缓解老年人的孤独感。

第四，其他关于社会支持对心理健康的影响研究。学者们普遍得出低水平的非正式支持与低心理健康水平相关，高水平的非正式支持与高心理健康水平相关的结论。譬如，陈柏峰等（2009）的研究发现，在村庄价值基础被撼动的情况下，农村非正式支持的质量大不如前，给农村老年人的身心健康带来非常不利的影响，甚至导致了愈演愈烈的老年人自杀现象；Li 等（2014）同时考察了来源于家庭和朋友的支持对中国老年人积极情绪和消极情绪的作用，发现家庭支持和朋友支持力度越强，负向情绪得分越低，正向情绪得分越高。不过 Silverstein 等（1996）的研究指出，适度的代际支持才有利于老年人的心理健康，成年子女和老年父母之间的相互支持最初能够提升单身和支持期望较低的老年父母的积极情绪，但在积极情绪的改善达到渐近线后，更多的支持开始抑制积极情绪。张文娟和李树茁（2004）关注了代际支持对高龄老人身心健康状况的影响，发现代际支持尤其是来自儿子的代际支持对高龄老人的心理健康状况具有显著影响。

（二）社会支持对心理健康的间接影响

根据研究需要，下文将从社会支持对生活满意度的间接影响研究、社会支持对抑郁感的间接影响研究、社会支持对孤独感的间接影响研究和其他关于社会支持对心理健康的间

接影响研究四方面对社会支持对心理健康的间接影响的已有
研究进行梳理。

第一，社会支持对生活满意度的间接影响研究。有研究
发现，来自家庭、老师、同学以及朋友的支持能够调节政策、
学习和环境对大学生生活满意度的影响（谢倩等，2011）；而
领悟社会支持在青少年感恩与其生活满意度之间具有部分中
介作用（杨强、叶宝娟，2014）。金晓彤、崔宏静（2013）
则以新生代农民工群体为研究对象，发现社会支持在成就动
机对新生代农民工主观幸福感的影响中有显著的调节作用。
王亚楠（2017）也以新生代农民工为研究对象，发现社会支
持能够调节相对剥夺感对新生代农民工生活满意度的不良影
响。针对韩国老年移民者的一项研究显示，社会支持能部分
地解释宗教信仰与老年移民者的生活满意度之间的积极关系
（Park et al.，2012）。

第二，社会支持对抑郁感的间接影响研究。一些学者探
讨了社会支持在压力与抑郁感之间、孤独情绪与抑郁感之间
的中介或调节作用。Raffaelli 等（2013）的研究发现，总体社
会支持能够缓解墨西哥 16～21 岁的大学申请者由于面临压力
所产生的抑郁症状，其中，家庭支持在缓解压力的负面影响
方面发挥了独特的作用。Wang 等（2014）考察了社会支持在
大学生压力对其抑郁影响过程中的调节作用，分析表明，社
会支持降低了压力与抑郁感之间的关联度；压力较大的本科
学生在抑郁症上的得分高于低压力且社会支持水平低的学生；
与低社会支持组相比，高社会支持组的压力对抑郁的影响要
小得多。丁宇等（2005）的研究进一步发现，社会支持能够

缓解应激生活事件引致的大学生的抑郁和焦虑状态。

还有学者以老年人为研究对象。例如，Wan 等（2013）调查了马来西亚桑盖·坦吉（Sungai Tengi）农村地区的161名老年人获社会支持的中介效应，发现社会支持部分地介导了孤独与抑郁之间的关系。金灿灿和赵宝宝（2018）的研究发现，朋友支持能够调节慢性病对老年焦虑的影响，也能够调节生活自理度对老年抑郁的影响。

张月云和李建新（2018）关注了社区资源对失能水平和中国老年人抑郁症状之间关系的调节作用。他们的研究发现，根据社区有协助老弱病残的组织、老年活动中心、老年协会、养老院和医疗保健中心，以及给65岁或80岁以上老人发放补助生成的老年支持指数，能够有效缓解老年人从非失能转为轻度失能和发生重度失能时加重的抑郁症状。可见，正式的社区支持能够调节失能状况对老年人心理健康的不利影响。

第三，社会支持对孤独感的间接影响研究。有学者对社会支持对儿童或青少年孤独感的间接作用进行了探讨。例如，侯舒艨等（2011）的研究发现，前测社会支持能够通过后测社会支持和歧视知觉对流动儿童的后测孤独感产生影响；黎亚军等（2013）对青少年网络交往在其孤独感中的调节效应和中介效应进行了研究，发现熟悉的交往对象能够调节网络交往与孤独感的关系，同伴关系在网络交往和孤独感的关系中有完全的中介作用。也有一些学者关注了处于成年早期群体的社会支持对其孤独感的间接作用。如安宏玉（2012）的研究发现，网络信息支持在父母依恋的依恋亲密维度，网络情感支持在母亲依恋的依恋亲密维度和依恋自主维度，以及网络友伴支持在母亲依恋的依恋自主维度，对大学生孤独感都具有调节作用；谢其利等（2016）的研究发现，朋友支持既能够部分中介歧视知觉对贫困大学生孤独感的影响，也能够部分中介歧视知觉对非贫困大学生孤独感的影响。Lee 和 Goldstein（2016）的研究表明，在来自家人、朋友和恋人的三种支持中，只有朋友的支持能够缓解成年早期压力加大产生的孤独感。

老年群体的社会支持对其孤独感的间接作用也进入了研究者的视野。Bondevik 和 Skogstad（1996）对高龄老年人的一项研究表明，与家人、朋友或邻居的高频率社交联系，缓解了高龄老年人控制大小便对情绪孤独的不利影响，同时也缓解了如厕受限和室内活动对社会孤独的不利影响。Kim（1999）则对韩国老年移民群体进行了关注，考察了社会支持在民族依恋和消除老年移民群体孤独感之间的作用，发现情感、有形的社会支持网络和对网络成员的满意度调节了民族依恋对孤独感的影响。我国学者张岩松等（2016）则发现，社会支持能够部分中介老年人的乐观对其孤独感的影响。

第四，其他关于社会支持对心理健康的间接影响研究。Wilcox（1981）是较早利用实证方法探讨社会支持在压力对心理健康影响中调节作用的学者之一，他利用社区支持指数（包括情感支持指数、实质性支持指数和信息支持指数三个维度）和自行设计的社会支持（包括支持者数目、社会支持来源、与支持者的亲密度和被调查者参与的志愿组织个数四个维度）问卷两种方式测量被调查者的社会支持状况，利用朗那症状检查表（Langner Symptom Checklist，LSC）测量心理障碍，利用情绪状态量表中测量紧张情绪的分量表（Profile of Mood States-Tension Subscale，PMS-TS）测量情绪问题，利用心理病流行病学生活事件量表（Psychiatric Epidemiology Research Interview Life Event Scale，PERI Life Event Scale）测量压力生活事件。在此基础上的分析结果显示，各维度的社会支持在生活事件对两个维度的心理困扰上都具有缓冲作用。一些学者关注了社会支持在青年群体心理健康中的间接作用。卢谢峰、韩立敏（2011）的研究发现，社会支持能够正向调节大学生主观生活压力对其身心健康的影响。丁宇等（2015）发现，社会支持能够通过缓冲对应激性生活事件的认知和压力产生后对压力的再评价，实现降低甚至消除压力的反应，从而间接地保护青年群体的心理健康。

也有少数学者以老年人群体为研究对象。傅素芬和刘爱伦（2000）的研究结果表明，社会支持是生活事件评价和老年人心理健康水平之间的中介变量；乐章和马珺（2017）则考察了社会支持在居住安排对农村老年人心理健康影响中的中介作用，发现包括经济支持、医疗可及性在内的物质性社会支持和包括心理慰藉和社会交往在内的心理性社会支持，在居住安排对农村老年人消极情绪和积极情绪的影响中都具有明显的中介效应，且物质性社会支持的中介效应大于心理性社会支持。

三 影响老年人心理健康的其他因素

除前文重点关注的贫困和社会支持对老年人心理健康的

影响之外，学者们也关注了个体层面、家庭层面和社会层面影响老年人心理健康的其他因素。

（一）个体层面

第一，年龄与老年人心理健康。年龄如何影响老年人心理健康？总体上，老年人的心理健康状况随着年龄的增加而改善，如栾文敬等（2012）认为老年人心理健康自评状况随着年龄的增长而逐步变好。在抑郁方面，有学者认为，某些心理疾病的患病率会随着年龄的增长而上升，其中最主要的是抑郁症（WHO，2001）。Glaesmer 等（2011）在年龄最大的组别中发现的抑郁症尤其是重度抑郁症最高患病率证实了这一观点。在孤独方面，我国学者刘志荣和倪进发（2002）的研究发现，中龄老年人（70~80 岁）比低龄老年人（60~70 岁）更容易产生孤独感，并且两个群体具有显著差异。而另一种观点认为，老年人孤独感与年龄呈 U 形相关，开始时随着年龄的增长而改善，随后随着年龄的增长而增强（Pinquart & Sorensen，2001）。在生活满意度方面，年龄对不同老年人群体的生活满意度的影响有差异。章蓉和李放（2019）对江苏省城乡老年人生活满意度的实证研究发现，年龄越大的老年人对生活的满意度越高；但王彦方和王旭涛（2014）的研究发现，年龄对农村留守老人的生活满意度具有负向影响；而对农村空巢老人的一项研究又发现，年龄对农村空巢老人的生活满意度没有显著影响（李宗华、张风，2012）。

第二，性别与老年人心理健康。性别差异视角是研究老年人心理健康的重要视角。在孤独方面，有研究认为，女性老年人的孤独感程度高于男性老年人（陈琪尔、黄俭强，2005）；也有研究认为，老年人的孤独感不存在性别差异（闫志民等，2014）；还有研究认为，男性老年人比女性老年人更容易陷入情感孤独（吴国婷等，2018）。在抑郁症和焦虑症问题上，几乎所有研究都得出女性更易患抑郁症和焦虑症的结论（Pearson，1995；Patel et al.，1999），不仅在发达国家中如此，在一些发展中国家也是如此。但是，丧偶更容易增加男性老年人患抑郁症的风险（Corcoran & Nagar，2010）。在生活满意度方面，罗盛等（2016）对山东省老年人生活满意度的研究发现，男性老年人的生活满意度高于女性；但另有研究得出性别对江苏省老年人生活满意度没有显著影响的结论（章蓉、李放，2019），以及性别与农村空巢老年人的生活满意度不存在显著相关关系的结论（李宗华、张风，2012）。此外，还有学者关注了反社会人格障碍的性别差异，发现反社会人格障碍在男性中比在女性中更常见（Gold，1998）。

第三，文化程度与老年人心理健康。文化程度是老年人心理健康的重要影响因素。受教育程度对老年人的心理健康状况有正向影响，有研究发现，老年人的心理健康状况具有低文化程度劣势（陈庆荣、傅宏，2017）。在抑郁方面，受教育程度的提高能够显著降低城镇"空巢"家庭老年人的抑郁程度（李兆良等，2008）。在孤独方面，个体孤独感随着受教育水平的提高而缓解（王福兴等，2011）。在生活满意度方面，有研究指出，提高文化程度有助于提高高龄老年人的生活满意度，改善高龄老年人的心理状况（徐勤，2001）；但对农村留守老人的一项研究发现，文化程度对该老年人群体的生活满意度具有负向影响（王彦方、王旭涛，2014）。

第四，身体健康状况与老年人心理健康。关于身体健康状况对老年人心理健康影响的研究已经非常丰富，绝大多数研究认为身体健康状况与老年人心理健康状况呈显著正相关关系。有研究发现，身体失能对老年人的总体心理健康和幸福感有负向影响（李建新、刘保中，2015；丁百仁、王毅杰，2017）；牛田华等（2009）的研究发现，躯体健康状况越好，则农村老年人总体心理健康状况越好；栾文敬等（2012）的研究也发现，身体健康和具有自我照顾能力对老年人的总体心理健康具有显著促进作用。胡宓（2012）指出，躯体疾病和日常生活活动能力损害是老年人情绪问题的引发因素。此外，身体健康状况对老年人的抑郁感也具有显著影响，自评健康水平越低，老年人抑郁程度越高（唐丹，2010）；失能水平越高，老年人抑郁程度越高（张月云、李建新，2018）。身体健康状况对老年人孤独感也有具有显著影响，自理能力下降、绝症等都是孤独感的重要预测因素（韦艳等，2010）。不过，韦艳等（2010）的研究发现，慢性病与农村女性老年人的孤独感之间并没有很强的联系。在生活满意度方面，熊跃根（1999）的研究发现，健康的身体对老年人生活满意度具有显著的促进作用；而胡步舟（2018）的研究发现，日常生活自理能力与农村女性老年人的生活满意度没有显著相关关系。

第五，生活事件与老年人心理健康。生活事件与老年人心理健康状况有着非常密切的关系，根据对生活事件的评价能够初步预测老年人的心理健康水平（傅素芬、刘爱伦，2000）。较强烈的负性生活事件的刺激是老年人情绪问题的危险因素。例如，有研究发现，社会生活事件与青少年的抑郁症和焦虑症相关（Meng et al.，2011）；Zannas 等（2012）经过 12 个月对 216 名患有抑郁症的老年人的随访发现，负性生活事件会增加抑郁症发作的风险。

第六，人格特征或性格特征与老年人心理健康。个体的心理健康也与其人格特征或性格特征相关。例如，老年人的依恋人格特质与其心理健康相关（李春花等，2008）；空巢老人的外倾性、精神质与其心理健康具有密切关系（严建雯、李安彬，2008）；据心理韧性、自我超越等内在因素能够预测高龄老年人的心理健康（Lundman et al.，2012）；吴国婷等（2018）对老年人孤独感的相关研究表明，对老化和生活看法更积极的老年人的孤独感水平更低。

（二）家庭层面

第一，婚姻状况与老年人心理健康。在心理健康影响研究中，婚姻变量受到普遍关注。总体上，有配偶的老年人的心理健康状况好于没有配偶的老年人（王玲凤，2009）。在孤独方面，Kim（1999）的研究发现，婚姻状况不是孤独的预测因素，而另一些研究发现，不同婚姻状况的老年人的孤独感具有显著差异，婚姻状况为未婚、离婚、分居、丧偶的老年人的孤独感比在婚或有伴侣的老年人更强（Stevens，1995；李建新、张风雨，1997；Dykstra & Jenny，2004；闫志民等，2014）。在抑郁方面，有研究发现，婚姻状况与空巢老人的抑郁情绪没有显著相关关系，但与非空巢老人的抑郁情绪显著相关（李添等，2018）。在生活满意度方面，有研究认为已婚有配偶的老年人生活满意度高于没有配偶的老年人（罗盛等，2016）。但也有研究发现，婚姻状况对农村女性老年人、总体空巢老年人和农村空巢老年人的生活满意度都没有显著影响（李宗华、张风，2012；胡步舟，2018；李添等，2018）。

第二，居住安排与老年人心理健康。居住安排对老年人心理健康具有显著影响。研究发现，独居农村老年人的心理健康比非独居的差，且具有显著差异（乐章、马珺，2017）。无论是否与亲属同住，配偶都是决定老年人幸福感的关键（任强、唐启明，2014）。在抑郁方面，独居老年人患抑郁症的风险高于非独居老年人（Abe et al.，2012）；也有研究表明，只与成年子女或只与孙子女同住的二代家庭户格局对老年人的抑郁感有不利影响（任强、唐启明，2014），但多代同堂的居住模式能够显著降低老年人抑郁的可能性（沈可等，2013）；与非亲属同住的老年人有最强的幸福感，且没有抑郁问题（任强、唐启明，2014）。在孤独方面，有研究发现，独居是老年人产生孤独感与否的重要预测因素（Emerson & Jayawardhana，2016）。张立龙（2015）对不同居住安排下老年人孤独感的强弱进行了排序，他指出，不同居住安排的老年群体孤独感由弱到强的排序是：与配偶、他人合住的老年人，与配偶同住的老年人，独自与他人合住的老年人，独居的老年人。在生活满意度方面，多代同堂的居住模式对老年人的生活满意度有重要的积极影响（沈可等，2013）。但只与成年子女或只与孙子女同住的二代家庭户格局对老年人的生活满意度有不利影响（任强、唐启明，2014）。此外，有研究发现，老年人的居住安排与其居住意愿一致，对其生活满意度具有显著的正向影响（杨赞等，2018）。

（三）社会层面

第一，城乡、区域与老年人心理健康。在户籍制度的城乡二元体系下，城乡差异一直是我国学界和政策研究的重点，在心理健康的研究中亦如是。城镇总体老年人的心理健康状况比农村总体老年人更好，但城镇高龄老年人和农村高龄老年人的心理健康状况不存在显著差异（栾文敬等，2012）。在生活满意度方面，有研究发现，城镇居民的幸福感比农村居民高（张军华，2010），城市老年人的生活满意度高于农村老年人（卫龙宝，2008）。但针对北京市城乡老年人的一项研究则发现，尽管城乡老年人的总体满意度没有显著差异，但城乡老年人对生活不同方面的满意度具有差异，城市老年人对经济状况、医疗状况和照料需求的满意度高于农村老年人，农村老年人对日常生活条件的满意度高于城市老年人（陈彩霞，2003）。在孤独感方面，韦璞（2012）的研究发现，农村老年人的孤独程度比城市老年人更为严重。由于我国幅员辽阔，地区在经济、文化、社会发展等方面也存在较大差异，所以也有学者关注区域差异。例如，陈庆荣和傅宏（2017）对江苏省苏南地区、苏中地区和苏北地区的老年人心理健康进行了差异分析，发现苏南地区老年人的强迫程度、人际敏感程度、抑郁程度、焦虑程度都比苏中地区和苏北地区高。

第二，社会活动参与与老年人心理健康。社会活动参与显著作用于老年人的心理健康。锻炼与农村老年人的心理健康状况具有正相关关系（牛田华等，2009）。老年人参与社区活动有利于其情绪健康（Kawamoto et al.，2010）。在生活满意度方面，社交活动对农村老年人生活满意度具有积极影响（刘西国，2016），更强烈的宗教信仰与更高的生活满意度相关（Park et al.，2012）。在抑郁方面，Chiao 等（2011）的分析表明，社会活动参与能够显著降低台湾地区老年人的抑郁风险。对农村老年人的一项研究也表明，社交活动能够缓解农村老年人的抑郁倾向（刘西国，2016）。不过，赵忻怡和潘锦棠（2014）对丧偶老年人的考察发现，是否参加社会活动与丧偶男性老年人的抑郁状况不存在显著相关，但经常参加跳舞健身活动能够显著降低女性丧偶老年人的抑郁程度。在孤独感方面，参与宗教活动为男性老年人带来的社会资本有助于缓解男性老年人的孤独感（江求川、张克中，2013）。

四 研究述评

通过对国内外相关文献的梳理，可以发现国内外学术界关于贫困对成年人心理健康的影响、社会支持对不同群体心理健康的直接和间接影响、其他影响因素对老年人心理健康的影响已经有较为丰富的研究成果，这些研究对本研究颇具启示意义。但是已有研究还存在以下不足。

首先，对于贫困在我国老年人心理健康中的作用有待进一步关注。其一，利用绝对收入、绝对支出或主观经济评价等指标对经济状况进行衡量，探索经济状况对老年人心理健康影响的研究已经非常丰富，但是按照贫困标准，依据老年人经济状况将其划分为贫困和非贫困群体，探讨二分类变量的绝对贫困对中国老年人心理健康影响的研究仍然较为匮乏。诚然，将连续变量转变为二分类变量会损失很多信息，但本书认为这对考察贫困群体和非贫困群体的心理健康差异具有一定的优势和意义。通过考察连续性的绝对收入对老年人心理健康的影响，能够发现收入给老年人心理健康带来的量变；而通过考察二分类变量的绝对贫困对老年人心理健康的影响，能够发现绝对贫困是否会给老年人心理健康带来质变。因此，本书将同时探讨二分类变量的绝对贫困和连续变量的绝对收入对老年人心理健康的影响。其二，在发达国家背景下，诸多研究以 Yitzhaki 指数、收入百分位排序、基尼系数等指标衡量相对贫困或收入不平等，对收入不平等或相对贫困与老年人心理健康的关系进行了丰富的探讨，但关于中国老年人相对贫困对其心理健康的影响，尤其是相对贫困对老年人孤独感的影响的研究亟待加强。

其次，对于社会支持尤其是社区支持在贫困对老年人心理健康影响过程中的调节作用关注不足。由于能够作为应对压力的资源，缓冲压力对健康和福祉带来的不利影响，社会支持在很多研究中被作为中介变量或调节变量进行考量。有关其在与健康相关关系中的中介或调节作用的研究日益丰富，但是关于社会支持在贫困对中国老年人心理健康影响中调节作用的相关研究仍然极为匮乏。

最后，尽管诸多学者对老年人生活满意度、抑郁感和孤独感的城乡差异进行了分析，但较少关注贫困对老年人生活满意度、抑郁感和孤独感影响的城乡差异，探讨社会支持，尤其是将社会支持分解成家庭支持、朋友支持、社区照料服务支持和社区精神服务支持，探讨社会支持各维度在贫困对老年人生活满意度、抑郁感和孤独感影响中调节作用的城乡差异的研究更是匮乏。

因此，本书尝试探讨贫困与老年人生活满意度、抑郁感和孤独感之间的关系及呈现的城乡差异，并将社会支持分解为家庭支持、朋友支持、社区照料服务支持和社区精神服务支持，探讨社会支持各维度在贫困与老年人生活满意度、抑郁感和孤独感关系中的调节作用及呈现的城乡差异，以期丰富和扩展当前的研究。

第三章　理论分析框架

本章的主要目标是构建本书的理论分析框架。首先，对本书的四个理论基础，包括压力过程模型、相对剥夺理论、社会支持理论和压力应对理论的基本内容进行介绍，并分析各个理论对本研究的启示。其次，依据压力过程模型和相对剥夺理论构建贫困对城乡老年人心理健康直接影响的分析框架，在此基础上，依据社会支持理论引入社会支持，并利用压力应对理论，整合压力过程模型、相对剥夺理论和社会支持理论，将贫困对城乡老年人心理健康直接影响的分析框架进一步完善，最终构建贫困对城乡老年人心理健康影响的分析框架。

一　理论基础

（一）压力过程模型

1981 年，Pearlin 和他的同事在发表的《压力过程》（"The Stress Process"）一文中首先提出"压力过程"，试图用压力过程解释与社会压力相关的各种元素对个体影响的过程。Pearlin 等（1981）认为压力的来源（the sources of stress）、压力的中介变量（the mediators of stress）和压力的表现（the manifestations of stress）是构成压力过程模型的三个概念。基于这三个概念，压力过程模型可以用图 3 - 1 表示。

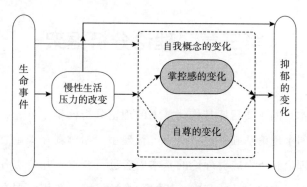

图 3 - 1　压力过程模型示意

我们可以从图 3 - 1 看出，有路径连接着从"生命事件"到"慢性生活压力的改变"，从"慢性生活压力的改变"到"自我概念的变化"（包括掌控感和自尊的变化），从"自我概念的变化"到"抑郁的变化"。首先，"生命事件"（如亲人的死亡、孩子的出生和婚姻）带来"慢性生活压力的改变"（如身体功能下降，贫困或者家庭关系问题）（Thoits，1995）。然后，"生命事件"和"慢性生活压力的改变"主要导致掌控感和自尊两个维度的"自我概念的变化"。掌控感是指人们认为自己控制着对自己的生活产生重大影响的力量的程度，自尊包含人们对自我价值的判断。最后，"生命事件"、"慢性生活压力的改变"和"自我概念的变化"共同导致"抑郁的变化"。

Pearlin 等选取失业作为造成压力的生命事件代表，对压力过程模型进行了具体阐释。简单来说，失业会带来慢性经济压力，从而带来自我概念的变化，降低个体对生活的掌控感和自尊，进而导致个体抑郁的产生。在 Pearlin 等人提出压力过程模型之后，Aneshensel（1992）、Thoits（1995）对该理论范式进行了进一步丰富与发展。

在压力过程模型下，关于心理健康的影响机制和发生发展的过程的研究大体可以分为两个方面。

其一，压力来源，包括慢性生活压力、急性生活事件等对心理健康的影响。慢性生活压力是指在日常生活中持续不断的、难以确定起止时间点的压力，比如，工作压力、居住环境压力（Avison & Turner，1988）、日常生活烦恼等（Kanner et al.，1981）；急性生活事件是指突然发生的重大负面事件。

其二，外在的社会资源（如社会支持）、内在的社会心理资源（如自尊、自我效能感）、应对策略或应对模式等影响个体易感性的因素在压力与心理健康关系中的中介或调节作用（梁樱，2013）。社会资源方面的研究主要集中在社会支持上，社会支持能够缓解生活压力对心理健康的不利影响；自我效能感与社会支持类似，也能够缓解外界压力对心理健康的冲击。社会支持是一种外在的资源，而自我效能感是一种内在的心理资源。同时，自我效能感又能够对个体应对压力所采取的策略模式产生影响。比如，自我效能感较高的个体在选择应对方式时，会倾向于选择问题导向型而非情感导向型应对方式（Folkman & Lazarus，1980）。

需要指出的是，压力过程模型解释的只是整个心理疾病中的一小部分，并不是解释压力影响机制的唯一路径，但它是当前心理健康社会学研究的主导模型之一（梁樱，2013）。

本书中的贫困是指经济层面的贫困，低收入老年人难以达到较高的生活标准，这种状态通常会持续一段甚至是很长时间，难以在短期内改变，所以一般是一种慢性生活压力。而这种经济压力会对主体的自我概念产生不良影响：低收入老年人由于经济条件受限，仅靠他们自身可能难以负担健康营养的食品、足够的医疗资源、良好的住房环境等，所以他们感觉对生活的掌控度较低；同时，较差的经济状况也可能伤害老年人的自尊心。有限的经济能力会限制老年人应对生活中很多问题的能力，会给其带来较深的挫败感，而这种挫败感容易使老年人产生无用感和自责感，对自己不满意或觉得自己不值得被人尊重等。而低自我效能感、低自尊心和强烈的挫败感可能使老年人主动将自身与社会隔绝开，进而导致高孤独感。因此，从理论上分析，经济收入更低的老年人的生活满意度很可能低于经济收入更高的老年人，经济收入更低的老年人的抑郁感和孤独感更可能强于经济收入更高的老年人。

（二）相对剥夺理论

马克思（Marx，1847）尽管没有提出"相对剥夺"（Relative Deprivation，RD）的概念，但他较早地敏锐捕捉到了这个概念。他认为，如果在不同的时间点与其他人、团体进行比较，会让人们相信自己没有得到应得的东西，他们就会生气和怨恨。可见，相对剥夺产生的基础是与参照群体（Reference Group）做比较。参照群体是指为个人或群体树立或维持某种标准的个人或群体（周晓虹，1993：200）。美国社会学家 H. 海曼最早在其著作《地位心理学》中提出了"参照群体"这一术语。人们在选择参照群体时，既可能选择次一级的群体，也可能选择高一级的群体。选择次一级的群体进行比较时，人们容易产生满足感或满意感；选择高一级的群体进行比较时，人们可能会下定决心，积极奋斗，不断进取，也有可能会产生失落感或相对剥夺感（郭星华，2001）。

Stouffer 等（1949：89）首先提出"相对剥夺"的概念，用以描述二战中在对美国士兵调查中发现的意外相关关系。他们发现，尽管美国陆军航空兵队的晋升速度比宪兵快得多，但前者在晋升中所报告的挫败感比后者更多。由此，Stouffer 等人判断，宪兵不是这些飞行员的比较对象，在空军团体中，他们知道很多同龄人已经晋升，在与这些同伴的比较中产生了相对剥夺感。从这里也可以看出，相对剥夺感并不是因个体处于绝对劣势而产生，而是源于与参照群体的比较。

Stouffer 等人在其关于美国士兵的研究中并没有直接测量相对剥夺感，他们认为它只是一种事后的解释（Smith et al.，2012）。在 Stouffer 等人引入相对剥夺之后，Merton 和 Kitt（1950）在参考组框架内扩大了这一概念，认为相对剥夺感是以某种参照系为基准而形成的剥夺感。此后，相对剥夺开始成为社会学和社会心理学中用来进行相对比较的一大概念和理论之一。Runciman（1966：53）通过区分个人相对剥夺和团体相对剥夺进一步扩展了相对剥夺理论框架，个体认为自己被剥夺了即个人相对剥夺（Individual RD，IRD），个体认为其所属的社会团体被剥夺了即团体相对剥夺（Group RD，GRD）。个人相对剥夺和团体相对剥夺，都是以他人或其他团体为参照系的横向相对剥夺。除横向相对剥夺外，还有个体或团体在不同时期与自身相比较产生的纵向相对剥夺（张艳，2013）。

三十多年来，相对剥夺不断被纳入社会比较、偶然归因、公平和社会认同等更大的理论模型中（Crosby，1976；Walker & Pettigrew，1984；Mummendey et al.，1999）。相对剥夺较强的直观解释力，使其在整个社会科学、犯罪学、经济学、政治学甚至历史学上都得到运用，对相对剥夺的定义也让人眼花缭乱。Smith 等（2012）按照三个步骤，对相对剥夺进行了较为全面的定义。首先，必须进行比较。如果没有比较，就没有相对剥夺。其次，必须有一种认知评估让个体意识到他所属的群体处于不利地位。最后，必须将所认为的劣势视为不公平。感知者认为他所属的群体应该更好，这会导致愤怒和怨恨。该部分是相对剥夺感不可或缺的组成部分。如果我受过良好教育的邻居有更多的收入，我仍然可以认为这是不公平的，仍然可能会产生个体的相对剥夺感。

通过社会比较了解自我是无处不在的（Callan et al.，2011）。一般情况下，我们只能通过社会比较来判断自己的观点是否正确，能力是否足够，而且我们一般会与和自己相似的人进行比较，因为相似的他者提供了自我评估的最多诊断信息。老年人亦如是。社会比较是在个体的社会网络中进行的，参照群体的主要来源无疑是网络中的交往对象（Gartrell，2002）。由于老年人身体机能和认知能力的下降，其活动范围较多地局限于所在社区，交往对象也多局限于家人和朋友，所以社区中的老人和朋友往往成为其社会比较的对象。在进行社会比较的过程中，人们更倾向于选择"向上比较"，即倾向于用自己的短处去比较别人的长处（Dijkstra et al.，2008）。如果身边其他老人经济条件比自己更好，生活比自己更富足，子女比自己的更为孝顺，家庭比自己的更为幸福，老年人就可能会产生自己处于更不利地位的感觉。一旦有了自己处于更不利地位的感觉，就可能导致不公平感、沮丧、羞耻、压力、焦虑和怨恨的情绪（Marmot，2001）。因此，相对贫困所产生的相对剥夺感可能会给老年人的心理健康带来非常不良的影响。

（三）社会支持理论

人们对于支持并不陌生，自人类社会产生以来，人们之间就有相互支持。我国俗语"一个篱笆三个桩，一个好汉三个帮"就是人们相互关照、相互扶持的写照。学术界对社会支持（Social Support）的关注也有较长的历史。20世纪70年代，"社会支持"概念正式在精神疾病和康复的相关文献中出现。学者发现，不仅内在的自我防御系统能够防御和治疗心理疾病，外在的个体所处的社会关系背景对心理疾病也能够起到类似的作用（House et al.，1988）。

之后，社会学、社会心理流行病学、流行病学等学科对社会支持的研究日益丰富，对社会支持的内涵和定义的理解也异彩纷呈。早期的研究认为社会支持是宽泛的社会关系，认为有关系就能够为个体提供支持。20世纪末，国外社会支持研究者开始意识到有关系不一定会出现社会支持的提供，不同性质的社会关系所能够提供的社会支持类型也不同，因此他们开始深入关注社会网络的构成。关于社会支持的定义和类型，在第一章的概念界定部分已经进行了阐述，此处不再赘述。

社会支持系统是多维的系统，在该系统中，包括主体、客体和介体三个要素：主体是社会支持的施予者，可以小到家人、亲属、朋友、同伴，大至团体、企业、政府；客体是社会支持的接受者，有学者认为社会支持的接受者局限于"社会脆弱群体"（蔡禾等，1997），但也有学者认为每个人都有可能成为社会支持的客体，只要是需要社会支持的人，都是社会支持的接受者；介体是指社会支持的内容和手段，可能是经济支持、心理支持，也可能是照料支持、信息支持等。

社会支持如何实现对个体身心健康的影响？Schaefer 等（1981）指出，社会支持资源可以用于情感支持，这有助于个体感受到被爱或被关心；有助于为个体提供切实的支持，包括服务或物质方面的直接援助；还有助于为个体提供信息和建议。类似地，Karren 等（2001：326）认为积极的社会支持的作用包括：使个体感受到他人的爱和关怀，给个体提供与他人分享亲密情感的机会；使个体感受到他人的尊重和爱惜，从而感受到自我价值；能够与他人分享友谊、进行沟通，学会承担责任，并获得归属感；从他人那里获得信息、建议和指导。Shumaker 和 Brownell（1984）则从直接作用和通过对压力的调节产生间接作用两个方面进行了阐释（见图3-2）：一方面，社会支持通过满足个体的情感需要、保持和提升个体的自我认同，以及增强个体的自尊心帮助个体保持身心健康；另一方面，社会支持在个体遇到压力事件时，通过影响个体的认知评估、满足个体的特殊需求、帮助个体实现认知调整和为个体提供应对方式，减缓压力对个体的直接冲击，从而保持个体身心健康。

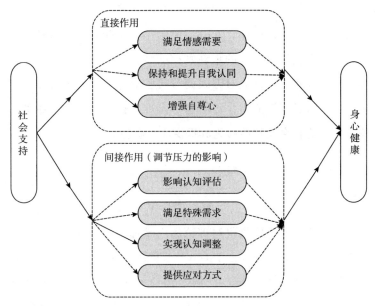

图3-2 社会支持对身心健康的作用

嵌入在老年人日常生活中的家庭支持、朋友支持、社区服务支持、社区设施支持都是老年人的重要社会支持，这些社会支持可能会通过影响老年人的认知评估、满足老年人的特殊需求、帮助老年人实现认知调整和为老年人提供应对方式，从而调节贫困对老年人心理健康的影响。

其一，社会支持通过影响老年人的认知评估调节贫困对其心理健康的影响。例如，通过与他人的交流，老年人对其感受到的相对剥夺会有重新评估。其二，社会支持能够通过满足老年人的特殊需求调节贫困对其心理健康的影响。如社区日托站或托老所能够为日间无人照料但又无力支付照料费用的贫困老年人提供照料服务。其三，社会支持能够通过帮助老年人实现认知调整调节贫困对其心理健康的影响。贫困容易使老年人失去对生活的掌控，而社会支持会使老年人重新获得自身能够通过获取资源实现对生活的重新掌控的认知。其四，社会支持能够通过为老年人提供应对方式调节贫困对老年人心理健康的影响。由于缺乏经济能力，贫困老年人难以独立应对生活中的一些难题，而社会支持能够为其提供应对资源。

（四）压力应对理论

以 Lazarus 为代表的一批心理学家于 20 世纪 60 年代后期开始，在 Freud 的防御机制理论和应激理论的基础上提出压力应对理论（Stress-coping Theory），该理论成为心理压力领域最具代表性的、影响最广泛的压力应对理论之一。在具体介绍压力应对理论之前，有必要对"应对"和"应对资源"两个概念进行相关介绍。

"应对"是压力心理学中一个非常重要的概念，心理学家们对其也进行了不同的定义。Joffe 和 Bast（1978）认为应对是人对现实环境的一种调整行为，这种调整行为是有意识的、灵活的、有目的的。Ray 等（1982）认为应对既可能是在明确的思想指导下的，也可能是被隐蔽的企图所驱动的，通过个体努力改变压力环境或改变压力环境所引致的不良情绪体验的，解决或消除问题的行为。与 Ray 等人的定义类似，Billings 等（1983）认为，应对可能是控制和改变压力环境、缓解压力的情绪反应的认知活动和行为。此外，Billings 等还认为应对可能是对压力源意义进行评价的一种认知活动和行为。Folkman 和 Lazarus（1985）认为当个体陷入与环境关系的困境时，个体在认知和行为上为处理这种困境所做的努力即应对。Compas 等（2001）认为应对是人们在遭遇心理压力时，对行为和情绪进行调节并努力适应的过程。

尽管学者们对应对的定义有所不同，但从上述定义可以看出，应对是个体在面对压力时的一种有意识或无意识的认知、情绪调节、行为调节和适应活动。

在应对压力时，人们需要一定的应对资源，即面对压力源时个体所能够获得的用来应对压力的资源。因此，应对资源可能会在缓冲压力对个体健康的不良影响中发挥非常重要的作用。在应对资源中，社会支持引起了许多研究者的重视。Antonovsky（1979：132）认为社会关系是一种非常重要的一般性抵抗资源，具有支持性和保护性的作用。而社会支持是社会关系中给个体带来积极益处的人际关系，一般来说，社会关系的范围越广，社会关系的构成与性质越好，个人所拥有的社会关系数量越多，所拥有的社会关系强度或亲密度越高，能够获得的社会支持就越多（田圣会，2010）。

在 Lazarus 和 Folkman 的压力应对理论框架内，个体面临困境时会经历初步评估压力源、进行次级评估和评估处理压力源的策略三个阶段（郭秋菊、靳小怡，2016）。初级评估（primary appraisal）和次级评估（secondary appraisal）共同组成认知评估（cognitive appraisal）。通过初级评估，个体判断事件是无关紧要的（irrelevant）、良性积极的（benigh-positive）还是压力性的（stressful）：一个无关紧要的事件对个体的幸福没有意义，个体对该事件的结果没有任何影响；在良性积极的事件中，只预示着良性结果；压力性事件则呈现出威胁（threat）、挑战（challenge）或损害（harm-loss）的特点（Folkman & Lazarus，1985）。威胁是指潜在的伤害或损失；挑战是指增长、掌握或获得的潜力；而损害是指已经造成的伤害，如对友谊、健康或自尊的损害。在次级评估中，个体对应对资源和措施进行评估，解决"我能够做什么?"的问题。

初级评估和次级评估的过程相互依存。如果应对资源足以应对威胁，则威胁程度会降低；如果应对资源不足以应对环境需求或克服环境及个人限制，那么起初看起来可能没有威胁的事件会变得具有威胁性（Folkman & Lazarus，1985）。

作为压力与健康之间的中介（mediator）或缓冲器（buffer），一个人的社交网络或社会支持系统可以被视为一种应对资源，通常用一个人的社交网络的相对稳定的程度、性质或人们普遍感受到的情感支持来衡量，它可以通过多种方式进行培养、维护、使用或不使用（Folkman & Lazarus，1985）。

Folkman 和 Lazarus（1980）认为压力应对方式可以归纳为两种：一种是情绪取向的应对（emotion-focused coping）方式，即对令人痛苦的情绪进行调节；另一种是问题取向的应对（problem-focused coping）方式，即采取措施改善导致困境的问题。问题取向的应对方式在被人评价为可变的，而不是那些被评价为不可改变的事件或遭遇发生时被更频繁地使用；相比之下，情绪取向的应对方式在被认为不可改变，而不是那些被认为是可变的事件或遭遇发生时被更频繁地使用（Folkman & Lazarus，1980）。Folkman 和 Lazarus 的压力认知评估理论模型可以用图 3 - 3 表示。

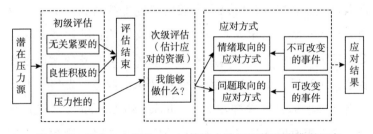

图3-3 Folkman和Lazarus的压力认知评估理论模型示意

通过前文对压力应对理论的把握可以发现，在探讨社会支持在绝对贫困和相对贫困对老年人心理健康影响的调节作用时，压力应对理论能够将压力过程模型、相对剥夺理论和社会支持理论整合：绝对贫困和相对贫困都是老年人的压力源，可能会给老年人的心理健康带来不良后果。而嵌入老年人日常生活的家庭支持、朋友支持、社区照料服务支持和社区精神服务支持，都是老年人面对绝对贫困和相对贫困时的应对资源或应对方式。这些社会支持资源或方式可以影响老年人的认知评估，满足老年人的特殊需求，帮助老年人实现认知调整，为老年人提供应对方式，从而调节绝对贫困和相对贫困对老年人心理健康的影响。

在本书中，绝对贫困和相对贫困是老年人的压力源，低生活满意度、高抑郁感和高孤独感是应对压力源时的不良应对结果。作为贫困压力源的应对资源或应对方式，家庭支持、朋友支持、社区照料服务支持和社区精神服务支持在其中可能会有调节作用。可以用图3-4表示其中的关系。Folkman和Lazarus（1985）认为，如果应对资源足以应对威胁，压力的威胁程度会降低。而家庭支持和朋友支持是我国老年人非常重要的养老资源，所以本书假定家庭支持和朋友支持能够缓解贫困对城乡老年人心理健康的不良影响；社区养老服务受到我国政府和学界的高度重视，社区养老服务的建设也在各地有所开展，作为较低层次的社区照料服务，发展状况优于更高层次的社区精神服务。Folkman 和 Lazarus（1985）认为，如果应对资源不足以应对环境需求或克服环境和个人限制，那么起初看起来可能没有威胁的事件会变得具有威胁性。因此，本书认为发展较好的社区照料服务能够缓解贫困对城乡老年人心理健康的不良影响，但仍处于起步阶段的社区精神服务无法缓解贫困对城乡老年人心理健康的不良影响。

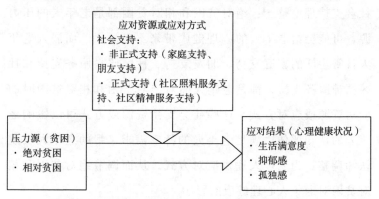

图 3 - 4　社会支持在贫困对心理健康影响中的调节作用

二　分析框架

在老年人心理健康方面，以往的研究分析显示，经济收入状况与老年人生活满意度之间的关系具有不同的结论（冯晓黎等，2005；谢识予等，2010；邢占军，2011）；经济收入状况越好，老年人的抑郁程度越低（Nicholson et al.，2008；温兴祥、程超，2017）；经济收入状况与老年人孤独感之间的关系具有不同的结论（Emerson & Jayawardhana，2016；韦璞，2012）。对老年人群体之外的诸多群体的研究都表明，相对贫困与生活满意度具有显著负相关关系（Verme，2011；王亚楠，2017；王俊秀，2014）；相对贫困与老年人抑郁感之间的关系具有不同的研究结论（孙晶晶、周清杰，2017；温兴祥，2018；Kuo & Chiang，2013）；相对贫困会造成更大程度的身体机能受限（Eibner & Evans，2005），而身体机能受限程度越高，老年人参与社会活动的程度越低，孤独感越强（江求川、张克中，2013）。由此，本研究推测相对贫困会造成老年人的孤独感。为了更加全面地验证贫困对老年人心理健康的直接影响，本书将在压力过程模型的指引下，将绝对贫困操作化为收入低于最低生活标准和绝对收入两个变量，通过考察收入低于最低生活标准和绝对收入对老年人生活满意度、抑郁感和孤独感的影响，考察绝对贫困对老年人心理健康的影响；同时将在相对剥夺理论的指引下，将相对贫困操作化为 Podder 指数和收入百分位排序，通过考察 Podder 指数和收入百分位排序对老年人生活满意度、抑郁感和孤独感的影响，考察相对贫困对老年人心理健康的影响；此外，还要在我国城乡二元结构背景下，对贫困对老年人心理健康影响的城乡差异进行对比分析。

依据前文的分析，本书建立了贫困对城乡老年人心理健康影响的分析框架。在该分析框架中，除了包含因变量心理健康（生活满意度、抑郁感和孤独感）以及自变量绝对贫困

（收入低于最低生活标准和绝对收入）和相对贫困（Podder 指
数和收入百分位排序），还包含个体层面特征（年龄、性别、
文化程度、ADL 失能状况、IADL 失能状况、遭遇重大负面事
件和经历重大正面事件、自我老化态度、一般老化态度）、家
庭层面特征（婚姻状况、同住人数、子女数和家庭支持）和
社会层面特征（户口、在工作、社会活动参与、朋友支持、
社区照料服务、社区精神服务）。分析框架如图 3 - 5 所示。

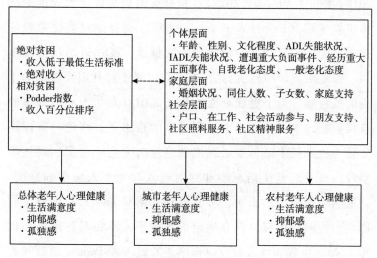

图 3 - 5　贫困对城乡老年人心理健康直接影响的分析框架

　　根据压力应对理论可知，城乡老年人对贫困压力的应对
是指，城乡老年人调节绝对贫困压力感受和相对贫困压力感
受的身心活动过程。城乡老年人贫困压力反应是指，城乡老
年人面对绝对贫困压力源和相对贫困压力源时产生的心理、
生理和行为交互反应的过程。

　　城乡老年人感受到绝对贫困压力源或相对贫困压力源的

刺激时，就会进入初级评估，评估这一压力源是无关紧要的，还是良性积极的，抑或是压力性的。如果确认不是压力性的，身心不会有压力感受；但如果感受到是压力性的，就会进入次级评估。在次级评估阶段，老年人会对其应对资源进行估计，思考"我能够做什么"。Rice（1992：279）指出，当个人能力与某一情境所要求的应对能力不匹配时，个体就会做出消极的威胁评价；相反，当个体能力足以应对某一情境时，个体更可能做出充满兴奋和期待的积极评价。同时，个体会根据次级评估选取应对方式。如果应对资源或所采取的应对方式足以应对威胁，老年人的贫困压力感受强度将是适度的，心理健康状况能够保持良好水平；如果应对资源或所采取的应对方式难以应对威胁，老年人的贫困压力感受强度将是过度的，其心理健康将受到不良影响。社会支持资源和社会支持方式是老年人非常重要的应对资源和应对方式。作为我国老年人社会网络的基础组成部分，家庭是为老年人提供各种社会支持最重要的主体（张文娟、李树茁，2004）。朋友能够为老年人提供危机援助，带动老年人的社会参与，因此也是老年人获得社会支持的重要主体。由于退出工作场域，回归家庭，社区成为老年人生活的主要场域，加之社区在养老服务中的角色受到越来越多的重视，社区支持的作用在老年人的社会支持中也日益凸显。

为考察社会支持在贫困对城乡老年人心理健康影响中的调节作用，本书将在压力应对理论的指引下，将压力源——贫困操作化为绝对贫困（包括收入低于最低生活标准和绝对收入两个指标）和相对贫困（包括 Podder 指数和收入百分位排序两个指标）两个维度，将应对资源或应对方式——社会支持操作化为家庭支持、朋友支持、社区照料服务支持和社区精神服务支持四个维度，将反映其应对结果的心理健康状况操作化为生活满意度、抑郁感和孤独感三个维度，分别考察家庭支持、朋友支持、社区照料服务支持和社区精神服务支持在绝对贫困对老年人心理健康、相对贫困对老年人心理健康中的调节作用。此外，还要在我国城乡二元结构背景下，对社会支持在贫困对老年人心理健康影响中调节作用的城乡差异进行对比分析。

依据前文的分析，将贫困对城乡老年人心理健康直接影响的分析框架（见图3-5）进一步完善，建立了本书最终的有关贫困对城乡老年人心理健康影响的分析框架（见图3-6），在该分析框架的指导下，探讨贫困对城乡老年人心理健康的影响和社会支持在贫困对城乡老年人心理健康影响中的调节作用。在该分析框架中，心理健康状况（生活满意度、抑郁感和孤独感）为因变量，绝对贫困（收入低于最低生活标准和绝对收入）和相对贫困（Podder指数和收入百分位排序）为自变量，社会支持（家庭支持、朋友支持、社区照料服务支持和社区精神服务支持）为调节变量，控制变量包含个体层面（年龄、性别、文化程度、ADL失能状况、IADL失能状况、遭遇重大负面事件和经历重大正面事件、自我老化态度、一般老化态度）、家庭层面（婚姻状况、同住人数、子女数）和社会层面（户口、在工作、社会活动参与）。需要说明的是，在第一章的核心概念界定中已经表明，本研究将利用家庭隔离反映家庭支持，利用朋友隔离反映朋友支持：家庭隔离表示家庭支持状况不佳，没有家庭隔离表示家庭支持状况良好；朋友隔离表示朋友支持状况不佳，没有朋友隔离表示朋友支持状况良好。因此，下文都将以家庭隔离状况代指家庭支持状况，以朋友隔离状况代指朋友支持状况。

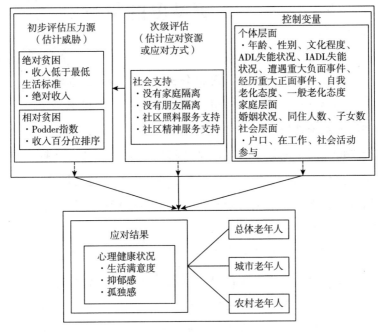

图 3 - 6　最终分析框架

第四章　贫困对城乡老年人生活满意度的影响

　　以在第三章中构建的理论分析框架为指导，本章以及接下来的第五章、第六章将分析框架中的各个有机部分，以更加深入系统地探讨贫困对城乡老年人心理健康的影响以及社会支持在其中的调节作用。本章将以生活满意度为被解释变量，探讨贫困对老年人生活满意度的影响及呈现的城乡差异，以及社会支持在贫困对老年人生活满意度影响中的调节作用及呈现的城乡差异。

　　生活满意度是反映老年人心理健康的非常重要的一个正向指标。城乡老年人生活满意度现状如何？具有何种结构差异？这是需要进一步关注的问题。

　　经济是个体赖以生存的基础，经济基础更好的老年人因经济带来的生活压力和精神压力更小，获得更高生活质量的可能性更大，生活满意度高的可能性也更大。因此，与陷入经济贫困的老年人相比，非经济贫困的老年人生活满意度更高的可能性更大；与经济收入更低的老年人相比，经济收入高的老年人生活满意度更高的可能性更大。在现实生活中，个体总会将自身与身边的社会成员进行比较，当个体向上比较时，会发现自己的收入和生活质量不如他人，容易对自己的生活不满意；当个体向下比较时，会发现自己的收入和生活质量高于他人，对生活的总体满意度提高。但探讨绝对贫困和相对贫困对老年人生活满意度的影响，以及绝对贫困和相对贫困对老年人生活满意度影响呈现的城乡差异的相关研究有待丰富。

社会支持，包括家庭支持、朋友支持和社区支持，作为应对绝对贫困和相对贫困压力源的资源或方式，理论上能够缓解绝对贫困和相对贫困对城乡老年人生活满意度的不良影响。即与家庭支持状况不佳的城乡老年人相比，家庭支持状况良好的城乡老年人的生活满意度受到贫困的不良影响更小；与朋友支持状况不佳的城乡老年人相比，朋友支持状况良好的城乡老年人的生活满意度受到贫困的不良影响更小；与社区支持状况不佳的城乡老年人相比，社区支持状况良好的城乡老年人的生活满意度受到贫困的不良影响更小。但针对社会支持在贫困对老年人生活满意度影响中的调节作用及呈现的城乡差异的研究并不多见。

因此，本章的研究内容主要包括：第一，了解城乡老年人生活满意度的现状，以及不同贫困状况下城乡老年人生活满意度差异；第二，分析绝对贫困和相对贫困对老年人生活满意度的影响及呈现的城乡差异；第三，分析家庭支持、朋友支持和社区支持在贫困对老年人生活满意度影响中的调节作用及呈现的城乡差异。

一 研究设计

（一）变量的测量

1. 因变量

因变量是老年人的生活满意度。本书将利用问卷中的问题"总体来说，您对目前的生活感到满意吗?"来考察老年人的生活满意度。将"很不满意"、"比较不满意"和"一般"合并为"不满意"，赋值为"0"；将"比较满意"和"很满意"合并为"满意"，赋值为"1"；将"无法回答"处理为"缺失值"。

表 4-1 提供了因变量即生活满意度的描述性统计分析结果。

表 4-1　老年人生活满意度的描述性统计

变量名称	定义与赋值	总体		城市		农村	
		均值	标准差	均值	标准差	均值	标准差
生活满意度	满意 = 1，不满意 = 0	0.79	0.41	0.80	0.41	0.78	0.41

2. 关键自变量

关键自变量是贫困。基于对问卷中"过去 12 个月，您个人的总收入是多少?"的回答，将贫困操作化为绝对贫困和相对贫困两个维度。第一，利用收入是否低于最低生活标准和绝对收入两个指标测量是否为绝对贫困。首先，根据收入是否低于最低生活标准，将研究对象分为收入达到最低生活标准和收入低于最低生活标准两个群体。因为本研究所使用的调查数据于 2014 年获得，所以参照民政部《2013 年社会服务发展统计公报》中指出的"2013 年全国城市低保平均标准 373 元/（人·月）"，"农村低保平均标准 2434 元/（人·年）"（民政部，2014），以 2434 元/（人·年）作为 2013 年农村的最低生活标准，以 4476 元/（人·年）作为 2013 年城市的最低生活标准。当农村老年人和城市老年人年收入分别达到 2434 元和 4476 元时，则表示达到了最低生活标准，否则表示收入低于最低生活标准。其次，也将绝对贫困操作化为绝对收入这个指标。"收入低于最低生活标准"是二分类变量，将连续变量转变为二分类变量会损失很多信息。鉴于此，同时也利用绝对收入来测量绝对贫困，弥补将连续变量转变为二分类变量导致信息损失的不足。

第二，利用 Podder 指数（Podder，1996）和收入百分位排序（Income Rank）两个指标测量相对贫困。Podder 指数是在 Yitzhaki 指数的基础上得到的，实际上就是 Yitzhaki 指数的对数形式。这样的处理能够使 Podder 指数服从正态分布。

Yitzhaki 指数由 Yitzhaki 在 1979 年提出，其度量公式为：

$$\text{Yitzhaki 指数}_i = \frac{1}{N}\sum_j (y_j - y_i)I_{ij} \quad I_{ij} = \begin{cases} 1, if y_i < y_j \\ 0, if y_i \geq y_j \end{cases} \quad (4-1)$$

在公式 4-1 中，y_i 代表个体 i 的年总收入，y_j 代表年总收入高于个体 i 的其他个体 j 的年总收入，N 代表个体 i 的参照组的样本数量。Yitzhaki 指数的值大于等于 0，其值越大，意味着相对贫困状况越严重。

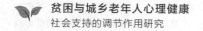

收入百分位排序。收入百分位排序的测量公式是：

$$收入百分位排序_i = \frac{i-1}{n-1} \qquad (4-2)$$

在公式 4-2 中，$i-1$ 是收入低于个体 i 的个体数量，而 n 表示 i 参考组中的个体总数（Gero et al.，2017）。收入百分位排序的值介于 0（排位最低）和 100（排位最高）之间。收入百分位排序越低，意味着相对贫困状况越严重。

本研究构建社区层面的 Podder 指数和收入百分位排序两个指标测量相对贫困。之所以选取在社区层面构建 Podder 指数和收入百分位排序，是因为老年人在进行经济收入和贫困程度的比较时更多地会以周边的人为参照，而社区是老年人生活的最主要场域，老年人对于社区之外更大范围的感受并不深刻。

其一，构建社区层面的 Podder 指数。利用 Yitzhaki 指数衡量相对贫困是学界最普遍的做法。为了使其符合正态分布，本书选取 Podder 指数测量相对贫困。该变量是定距变量。

$$Podder 指数 = \ln(Yitzhaki 指数) = \ln\left[\frac{1}{N_{si}}\sum_{j=1}^{N_{si}}(y_{sj} - y_{si})\right]$$

$$(4-3)$$

公式 4-3 中，y_{si} 表示 s 社区中老年人个体 i 的年总收入；y_{sj} 表示 s 社区中年总收入高于个体 i 的其他老年人个体 j 的年总收入；N_{si} 表示 s 社区中个体 i 的参照组个数。将 s 社区内 N_{si} 个个体的家庭人均年收入逐一减去个体 i 的个体年总收入，并对其差值取均值，即个体 i 的 Yitzhaki 指数，对个体 i 的 Yitzhaki 指数取对数，即个体 i 的 Podder 指数。

其二，构建社区层面的收入百分位排序。社区层面收入百分位排序的测量公式是：

$$收入百分位排序_{si} = \frac{i_s - 1}{n_s - 1} \qquad (4-4)$$

公式4-4中，收入百分位排序$_{si}$表示s社区中个体i的收入百分位排序，$i_s - 1$表示s社区中收入低于个体i的个体数量，$n_s - 1$表示s社区中个体i参照组中的个体总数。

表4-2提供了自变量，即绝对贫困和相对贫困的描述性统计结果。

表4-2 绝对贫困和相对贫困的描述性统计

变量名称	定义与赋值	总体		城市		农村	
		均值	标准差	均值	标准差	均值	标准差
收入低于最低生活标准	是=1，否=0	0.20	0.40	0.14	0.34	0.33	0.47
绝对收入（元）	连续变量	20550	23475	26819	24284	8910	16463
绝对收入对数	对数值，连续变量	9.14	1.88	9.64	1.71	8.20	1.82
Yitzhaki指数	连续变量	7049	7495	8245	8265	4829	5106
Podder指数	对数值，连续变量	7.78	2.52	7.96	2.51	7.45	2.51
收入百分位排序	连续变量	0.47	0.32	0.47	0.31	0.48	0.32

3. 调节变量

本书的调节变量是社会支持，包括非正式支持和正式支持。问卷中采用 Lubben 等（2006）制定的精简版社会网络量表（Lubben Social Network Scale 6，LSNS-6）（下文简称 LSNS-6 量表）测量老年人的非正式社会网络状况，以评估老年人包括家庭隔离（family isolation）和朋友隔离（friend isolation）在内的社会隔离（social isolation）状况。LSNS-6 量表中共有6 个条目（见表 4-3），第 1 个至第 3 个条目用于对家庭网络的测量。第 4 个至第 6 个条目用于对朋友网络的测量，每个条目的回答包括没有、1 个、2 个、3~4 个、5~8 个和 9 个及以上 6 个等级，将"没有"赋值为"0"，"1 个"赋值为"1"，"2 个"赋值为"2"，"3~4 个"赋值为"3"，"5~8个"赋值为"4"，"9 个及以上"赋值为"5"。

表 4-3　CLASS 2014 中对老年人非正式支持的测量

	条目	没有	1 个	2 个	3~4 个	5~8 个	9 个及以上
家庭网络	1. 您一个月至少能与几个家人/亲戚见面或联系？	0	1	2	3	4	5
	2. 您能和几个家人/亲戚放心地谈您的私事？	0	1	2	3	4	5
	3. 当您需要时，有几个家人/亲戚可以给您提供帮助？	0	1	2	3	4	5
朋友网络	4. 您一个月至少能与几个朋友见面或联系？	0	1	2	3	4	5
	5. 您能和几个朋友放心地谈您的私事？	0	1	2	3	4	5
	6. 当您有需要时，有几个朋友可以给您提供帮助？	0	1	2	3	4	5

为确认家庭网络的各条目之间和朋友网络的各条目之间

的相关度足够高，能够分别加总以测量家庭网络和朋友网络，将运用内部一致性检验的方法，对反映家庭网络总体的 Cronbach's α 系数和反映朋友网络总体的 Cronbach's α 系数分别进行考察。若 Cronbach's α 系数大于 0.80，表示内部一致性非常好；若 Cronbach's α 系数在 0.70～0.80，则认为可以接受；若其小于 0.70，则认为内部一致性较差。信度检验得出，家庭网络维度的 Cronbach's α 系数为 0.735，朋友网络维度的 Cronbach's α 系数为 0.848，表明能够分别将测量家庭网络和朋友网络维度的所有条目加总进行统计分析。分别将测量家庭网络、朋友网络的各条目加总，家庭网络和朋友网络的得分都在 0～15 之间。得分越高，表示社会隔离程度越低，社会支持越强；反之，得分越低，表示社会隔离程度越高，社会支持越弱。

参照 Lubben 等的处理方式，以 6 分为家庭隔离和朋友隔离的分割点（张文娟、刘瑞平，2016）。若家庭网络得分在 6 分以下，表示老年人处于家庭隔离中，家庭支持状况不佳；若家庭网络得分达到 6 分，表示老年人没有处于家庭隔离中，家庭支持状况良好。同理，若朋友网络得分在 6 分以下，表示老年人处于朋友隔离中，朋友支持状况不佳；若朋友网络得分达到 6 分，表示老年人没有处于朋友隔离中，朋友支持状况良好。

正式支持以社区照料服务支持和社区精神服务支持为特征。社区照料服务支持变量和社区精神服务支持变量的生成，基于问卷中询问老年人是否使用过一些为老年人提供的相关服务，其中，社区照料服务项目包括"上门探访"、"陪同看病"、"帮助日常购物"、"上门做家务"、"老年饭桌或送饭"和"日托站或托老所"。若老年人使用过其中任意一个项目，则表示老年人使用过社区照料服务，赋值为"1"，反之，则表示老年人没有使用过社区照料服务，赋值为"0"；社区精神服务项目包括"老年人服务热线"、"心理咨询"和"法律援助"[1]。若老年人使用过其中某项服务，表示老年人使用过社区精神服务，赋值为"1"，否则赋值为"0"，表示没有使用过社区精神服务。

表4-4提供了调节变量，即四种社会支持的描述性统计结果。

表4-4　社会支持的描述性统计

变量名称	定义与赋值	总体		城市		农村	
		均值	标准差	均值	标准差	均值	标准差
家庭隔离	是=1，否=0	0.14	0.34	0.13	0.33	0.16	0.36
朋友隔离	是=1，否=0	0.40	0.49	0.38	0.48	0.45	0.50
社区照料服务	是=1，否=0	0.04	0.21	0.06	0.23	0.02	0.14
社区精神服务	是=1，否=0	0.05	0.21	0.06	0.23	0.03	0.18

4. 控制变量

考虑到老年人的其他个体层面特征（如年龄）、家庭层面特征（如婚姻状况）、社会层面特征（如户口）对老年人心理健康的影响，遵循以往研究和文献，为尽可能地减少变量

---

[1] 严格意义上说，"法律援助"并不属于精神服务的范畴，但由于项目"老年人服务热线"、"心理咨询"和"法律援助"的使用率都非常低，所以本书将"法律援助"项目也纳入老年人社区精神服务的范畴。

遗漏，本书将失能老人的其他个体、家庭和社会层面的特征作为控制变量纳入模型。个体层面特征包括年龄、性别、文化程度、日常生活活动能力失能（下文简称"ADL 失能"）状况、工具性日常生活活动能力失能（下文简称"IADL 失能"）状况、过去 12 个月遭遇重大负面事件（下文简称"遭遇重大负面事件"）、过去 12 个月经历重大正面事件（下文简称"经历重大正面事件"）、自我老化态度和一般老化态度。

按照年龄，将老年人分为低龄（60~69 岁）、中龄（70~79 岁）和高龄（80 岁及以上）老年人。

性别分为男性（"1"）和女性（"0"）。

文化程度包括小学及以下（"1"）、初中（"2"）和高中及以上（"3"）。

ADL 失能状况是计数变量，由 10 个条目来测量，包括"您能把自己收拾得干净整齐吗（比如梳头、剃须、化妆等)?"、"您能自己穿衣服吗?"、"您能自己洗澡吗（淋浴或者盆浴)?"、"您能自己吃饭吗?"、"您有小便失禁的现象吗?"、"您有大便失禁的现象吗?"、"您能自己上厕所吗?"、"您能自己从床上移到床边的椅子上吗?"、"您能在室内走动吗?"和"您能上下楼梯（台阶）吗?"。以上每个条目不需要任何帮助时，赋值为 0，否则赋值为 1。将所有条目加总，生成 ADL 失能状况，加总后分值在 0~10 之间，分值越高，表明 ADL 失能状况越严重。

IADL 失能状况也是计数变量，由 9 个条目来测量，包括"您能自己打电话吗?"、"您能自己吃药吗?"、"您能不能在外面行走?"、"您能自己乘坐公共交通工具（如公交车）

吗?"、"您能自己购物吗?"、"您能管理自己的钱财吗?"、"您能提起 10 斤(5 公斤)重的东西吗?"、"您能自己做饭吗?"和"您能自己做家务吗?"。IADL 失能状况的生成方式与 ADL 失能状况一致,最后形成 0~9 分的计数变量,分值越高,表明 IADL 失能状况越严重。

遭遇重大负面事件根据问题"过去 12 个月,您是否遇到过下列事件?"中的 9 个选项生成:本人重病、自然灾害、配偶去世、子女去世、其他亲友去世、财物损失、家人重病、与亲友起冲突和意外事故。若发生了其中任意一个事件,赋值为 1,否则为 0。

经历重大正面事件根据问题"过去 12 个月,您是否遇到过下列事件?"中的 2 个选项生成:子女/孙子女结婚,子女/孙子女生育。若发生了任意一件,赋值为 1,否则为 0。

性格特征是影响老年人心理健康非常重要的因素。由于问卷中并没有直接反映老年人性格特征的变量,本书将使用自我老化态度和一般老化态度作为老年人性格特征的代理变量。老化态度越积极,反映老年人性格越乐观。问卷中使用老化态度量表对老年人的自我老化态度和一般老化态度进行了测量(见表 4-5)。自我老化态度量表包括 4 个陈述,一般老化态度量表包括 3 个陈述,每个陈述都包括"完全不同意"(赋值 1)、"有点不同意"(赋值 2)、"无所谓"(赋值 3)、"有点同意"(赋值 4)和"完全同意"(赋值 5)。将量表各条目加总,最后自我老化态度得分在 4~20 之间,得分越高,表明自我老化态度越消极;一般老化态度得分在 3~15 之间,得分越高, 表明一般老化态度越积极。

表4-5　老化态度量表

	条目	完全不同意	有点不同意	无所谓	有点同意	完全同意
自我老化态度	我觉得我已经老了	1	2	3	4	5
	在我看来，变老就是一个不断失去的过程	1	2	3	4	5
	老了以后，我发觉更难交到朋友了	1	2	3	4	5
	因为我的年龄，我感到我被排斥在一边	1	2	3	4	5
一般老化态度	年龄越大的人，处理生活问题的能力越强	1	2	3	4	5
	智慧随年龄而增长	1	2	3	4	5
	变老也有许多令人愉快的事	1	2	3	4	5

　　家庭层面特征包括婚姻状况、同住人数和子女数。婚姻状况分为有配偶（"1"）和无配偶（"0"）；同住人数是指与老年人同吃同住的人口数，是连续变量；子女数是将老年人存活的女儿数和儿子数加总，也是连续变量。

　　社会层面特征包括户口、目前从事有收入的工作（下文简称"在工作"）和过去三个月的社会活动参与（下文简称"社会活动参与"）。户口包括城市（"1"）和农村（"0"）；在工作根据问题"目前您是否从事有收入的工作/活动？"生成，"1"为是，"0"为否；社会活动参与基于问题"在过去三个月内，您是否参加过以下这些活动？"的8个选项：社区治安巡逻、照料其他老人（如帮助购物、起居照料等）、环境卫生保护、调解纠纷、陪同聊天、需要专业技术的志愿服务

（如义诊）、帮助照看其他人家的小孩和其他。若老年人参与过某项社会活动，赋值1，否则赋值0。将各项均赋值之后加总，形成一个0~8分的计数变量。

表4-6提供了主要控制变量的描述性统计结果。

表4-6　主要控制变量的描述性统计

变量名称	定义与赋值	总体		城市		农村	
		均值	标准误	均值	标准误	均值	标准误
年龄（岁）	连续变量	69.03	7.39	69.48	7.54	68.19	7.01
年龄组	60~69岁=1， 70~79岁=2， 80岁及以上=3	1.53	0.68	1.57	0.69	1.45	0.65
性别	男=1，女=0	0.54	0.50	0.51	0.50	0.60	0.49
文化程度	小学及以下=1， 初中=2， 高中及以上=3	1.67	0.79	1.87	0.82	1.29	0.56
ADL失能状况	连续变量	0.27	0.97	0.24	0.96	0.31	0.98
IADL失能状况	连续变量	0.75	1.60	0.67	1.58	0.92	1.62
遭遇重大负面事件	是=1，否=0	0.28	0.45	0.23	0.42	0.36	0.48
经历重大正面事件	是=1，否=0	0.10	0.30	0.10	0.30	0.10	0.30
自我老化态度	连续变量	12.85	3.91	12.24	3.86	13.99	3.74
一般老化态度	连续变量	8.33	3.03	8.46	3.01	8.09	3.06
婚姻状况	有配偶=1， 无配偶=0	0.71	0.45	0.72	0.45	0.71	0.45
同住人数	连续变量	3.12	1.78	3.04	1.70	3.27	1.91
子女数	连续变量	2.77	1.43	2.53	1.38	3.21	1.41
户口	城市=1，农村=0	0.65	0.48				
在工作	是=1，否=0	0.21	0.41	0.11	0.31	0.39	0.49
社会活动参与	连续变量	0.31	0.67	0.30	0.65	0.33	0.70

（二）数据分析方法

在第三章分析框架的指导下，无论是分析贫困对老年人心理健康的影响及其城乡差异，还是分析社会支持在贫困对老年人心理健康影响过程中的调节作用及其城乡差异，都会将贫困各个指标（由于贫困各指标都根据老年人的个人年收入生成，为避免共线性，每个模型中只纳入测量贫困的一个指标）和社会支持各维度作为解释变量纳入回归模型中。由于贫困会削弱人们获得的社会支持，正如"穷在闹市无人问，富在深山有亲戚"，社会支持和贫困可能存在高度相关关系，如果将它们同时作为解释变量纳入回归模型中，将会产生多重共线性问题，导致模型估计失真。为此，在进行回归分析前，将对总体老年人的贫困各指标和社会支持四个维度，城市老年人的贫困各指标和社会支持四个维度，以及农村老年人的贫困各指标和社会支持四个维度进行共线性检验，通过观察方差膨胀因子（Variance Inflation Factor，VIF）和容忍度（Tolerance）的值对解释变量之间是否存在共线性进行判断。若 $VIF < 10$，$Tolerance > 0.1$，说明解释变量之间不存在共线性；若 $VIF \geqslant 10$，$Tolenrance \leqslant 0.1$，则说明解释变量之间存在共线性。

首先，对总体老年人的贫困各指标和社会支持四个维度进行共线性检验（见表4-7）。从表4-7可以看出，总体老年人中，收入低于最低生活标准与社会支持的四个维度，绝对收入对数与社会支持的四个维度，Podder 指数与社会支持的四个维度，以及收入百分位排序与社会支持的四个维度都不存在多重共线性。

表4-7　总体老年人的贫困各指标和社会支持四个维度的共线性检验

变量	VIF	Tolerance	变量	VIF	Tolerance
收入低于最低生活标准	1.01	0.99	绝对收入对数	1.02	0.98
家庭隔离	1.04	0.96	家庭隔离	1.04	0.96
朋友隔离	1.05	0.95	朋友隔离	1.05	0.96
社区照料服务	1.08	0.92	社区照料服务	1.09	0.92
社区精神服务	1.08	0.92	社区精神服务	1.08	0.92
Mean VIF	1.05		Mean VIF	1.06	
Podder 指数	1.01	0.99	收入百分位排序	1.01	0.99
家庭隔离	1.04	0.96	家庭隔离	1.04	0.96
朋友隔离	1.05	0.95	朋友隔离	1.05	0.95
社区照料服务	1.08	0.93	社区照料服务	1.08	0.93
社区精神服务	1.08	0.93	社区精神服务	1.08	0.93
Mean VIF	1.05		Mean VIF	1.05	

其次，对城市老年人的贫困各指标和社会支持四个维度进行共线性检验（见表4-8）。从表4-8可以看出，城市老年人中，收入低于最低生活标准与社会支持的四个维度，绝对收入对数与社会支持的四个维度，Podder指数与社会支持的四个维度，以及收入百分位排序与社会支持的四个维度都不存在多重共线性。

最后，对农村老年人的贫困各指标和社会支持四个维度进行共线性检验（见表4-9）。从表4-9中可以看出，农村老年人中，收入低于最低生活标准与社会支持的四个维度，绝对收入对数与社会支持的四个维度，Podder指数与社会支持的四个维度，以及收入百分位排序与社会支持的四个维度都不存在多重共线性。

表4-8　城市老年人的贫困各指标和社会支持四个维度的共线性检验

变量	VIF	Tolerance	变量	VIF	Tolerance
收入低于最低生活标准	1.01	0.99	绝对收入对数	1.01	0.99
家庭隔离	1.04	0.96	家庭隔离	1.04	0.96
朋友隔离	1.05	0.96	朋友隔离	1.04	0.96
社区照料服务	1.08	0.92	社区照料服务	1.09	0.92
社区精神服务	1.08	0.93	社区精神服务	1.08	0.93
Mean VIF	1.05		Mean VIF	1.05	
Podder 指数	1.01	0.99	收入百分位排序	1.01	0.99
家庭隔离	1.04	0.96	家庭隔离	1.04	0.96
朋友隔离	1.05	0.95	朋友隔离	1.05	0.95
社区照料服务	1.08	0.93	社区照料服务	1.08	0.93
社区精神服务	1.08	0.93	社区精神服务	1.08	0.93
Mean VIF	1.05		Mean VIF	1.05	

表4-9　农村老年人的贫困各指标和社会支持四个维度的共线性检验

变量	VIF	Tolerance	变量	VIF	Tolerance
收入低于最低生活标准	1.01	0.99	绝对收入对数	1.00	1.00
家庭隔离	1.04	0.96	家庭隔离	1.04	0.96
朋友隔离	1.05	0.95	朋友隔离	1.05	0.96
社区照料服务	1.08	0.93	社区照料服务	1.08	0.93
社区精神服务	1.08	0.93	社区精神服务	1.08	0.93
Mean VIF	1.05		Mean VIF	1.00	
Podder 指数	1.00	1.00	收入百分位排序	1.01	0.99
家庭隔离	1.04	0.96	家庭隔离	1.04	0.96
朋友隔离	1.05	0.95	朋友隔离	1.05	0.95
社区照料服务	1.08	0.93	社区照料服务	1.08	0.93
社区精神服务	1.08	0.93	社区精神服务	1.08	0.93
Mean VIF	1.05		Mean VIF	1.05	

通过多重共线性分析发现，无论是总体老年人，还是城市老年人，抑或是农村老年人，贫困各指标与社会支持的四个维度都不存在多重共线性，因此能够将其同时作为解释变量纳入总体老年人、城市老年人和农村老年人生活满意度影响因素的回归分析模型中。

依据第三章的理论分析框架，贫困的内容包括绝对贫困和相对贫困两个方面，社会支持包括家庭支持、朋友支持、社区照料服务支持和社区精神服务支持。由于所使用的调查数据是个体嵌套在社区中的数据，为了消除不同老年人因处于同一社区而产生的相关性，本章在进行回归分析时将利用随机效应模型，通过在随机效应模型中引入的随机因子来消除因为在同一社区而产生的整群效应。依据本章的研究目标，首先，对城乡老年人生活满意度的总体状况和结构差异进行分析；其次，构建多层次随机截距模型，估计贫困对老年人生活满意度的影响及城乡差异；最后，构建多层次随机截距模型，估计社会支持在贫困对老年人生活满意度影响中的调节作用及其呈现的城乡差异。生活满意度是定类变量，因此本书将采用分层的 Binary Logistic 随机截距模型。

当探讨贫困对城乡老年人生活满意度的影响时，以生活满意度为因变量，贫困为自变量（由于衡量绝对贫困和相对贫困的指标都根据老年人的个人年收入生成，为避免共线性，每个模型中都只纳入测量绝对贫困的一个指标或测量相对贫困的一个指标，下同），将包括年龄、性别、文化程度、ADL失能状况、IADL失能状况、遭遇重大负面事件、经历重大正面事件、自我老化态度和一般老化态度在内的个体层面特征，包括婚姻状况、同住人数、子女数和家庭隔离在内的家庭层面特征，以及包括户口、在工作、社会活动参与、朋友隔离、社区照料服务和社区精神服务在内的社会层面特征作为控制变量。具体的实证安排是：首先，针对全样本，运用随机截距模型（Random-intercept Model）和最大似然法（Maximum Likelihood Method）进行分层（个人–社区）Binary Logistic 回归分析，探究贫困对老年人生活满意度的影响；然后，针对城市老年人和农村老年人两个子样本，分别构建分层 Binary Logistic 回归模型，考察贫困对老年人生活满意度影响的城乡差异。该部分分析中，层 2 解释变量包括测量贫困的变量，以及反映社区照料服务和社区精神服务的变量，其他解释变量均为层 1 的解释变量，分层 Binary Logistic 模型如公式 4 –5 所示。

层 1：

$\ln[p/(1-p)] = \beta_0 + \beta_1 \times$（年龄）$+ \beta_2 \times$（性别）$+ \beta_3 \times$（文化程度）$+ \beta_4 \times$（ADL 失能状况）$+ \beta_5 \times$（IADL 失能状况）$+ \beta_6 \times$（遭遇重大负面事件）$+ \beta_7 \times$（经历重大正面事件）$+ \beta_8 \times$（自我老化态度）$+ \beta_9 \times$（一般老化态度）$+ \beta_{10} \times$（婚姻状况）$+ \beta_{11} \times$（同住人数）$+ \beta_{12} \times$（子女数）$+ \beta_{13} \times$（家庭隔离）$+ \beta_{14} \times$（户口）$+ \beta_{15} \times$（在工作）$+ \beta_{16} \times$（社会活动参与）$+ \beta_{17} \times$（朋友隔离） $\qquad$ （4 –5）

式 4 –5 中，p 为"老年人对生活满意"的概率，$1-p$ 为参考项"老年人对生活不满意"的概率。

层 2：

$\beta_0 = \gamma_{00} + \gamma_{01} \times$（贫困）$+ \gamma_{02} \times$（社区照料服务）$+ \gamma_{03} \times$（社区精神服务）$+ u_0$

$\beta_1 = \gamma_{10}$

$$\beta_2 = \gamma_{20}$$

$$\beta_3 = \gamma_{30}$$

$$\beta_4 = \gamma_{40}$$

$$\beta_5 = \gamma_{50}$$

$$\beta_6 = \gamma_{60}$$

$$\beta_7 = \gamma_{70}$$

$$\beta_8 = \gamma_{80}$$

$$\beta_9 = \gamma_{90}$$

$$\beta_{10} = \gamma_{100}$$

$$\beta_{11} = \gamma_{110}$$

$$\beta_{12} = \gamma_{120}$$

$$\beta_{13} = \gamma_{130}$$

$$\beta_{14} = \gamma_{140}$$

$$\beta_{15} = \gamma_{150}$$

$$\beta_{16} = \gamma_{160}$$

$$\beta_{17} = \gamma_{170}$$

其中，贫困分别以收入低于最低生活标准、绝对收入对数、Podder 指数和收入百分位排序为特征。

在探讨社会支持在贫困对老年人生活满意度影响中的调节作用时，将生成贫困各维度与社会支持各维度的交互项（又称为"交乘项"或"乘积项"），然后以本章中贫困对老年人生活满意度影响的各回归模型为基础模型，将各交互项作为自变量分别纳入基础模型中。因此，在进行本章中的调节作用分析时，自变量为收入低于最低生活标准/绝对收入对数/Podder 指数/收入百分位排序，调节变量为家庭隔离/朋友隔离/社区照料服务/社区精神服务，结果变量为生活满意度，自变量和调节变量的交互项即贫困各维度与社会支持各维度的交互项，包括：家庭隔离×收入低于最低生活标准、家庭隔离×绝对收入对数、家庭隔离×Podder指数、家庭隔离×收入百分位排序；朋友隔离×收入低于最低生活标准、朋友隔离×绝对收入对数、朋友隔离×Podder指数、朋友隔离×收入百分位排序；社区照料服务×收入低于最低生活标准、社区照料服务×绝对收入对数、社区照料服务×Podder指数、社区照料服务×收入百分位排序；社区精神服务×收入低于最低生活标准、社区精神服务×绝对收入对数、社区精神服务×Podder指数、社区精神服务×收入百分位排序。

探讨社会支持在贫困对城乡老年人生活满意度影响中的调节作用的具体实证安排是：首先，针对全样本，运用随机截距模型和最大似然法，进行分层（个人－社区）Binary Logistic 回归分析，探究社会支持在贫困对总体老年人生活满意度影响中的调节作用；然后，针对城市老年人和农村老年人两个子样本，分别构建分层 Binary Logistic 回归模型，考察社会支持在贫困对老年人生活满意度影响中调节作用的城乡差异。该部分分析中，层2解释变量包括测量贫困的变量，反映社区照料服务、社区精神服务的变量，以及贫困各指标与社会支持各指标的交互项，层1的解释变量与贫困对老年人生活满意度影响回归分析中层1的解释变量一致，分层 Binary Logistic 模型如公式4-6所示。

层1：

$\ln[p/(1-p)] = \beta_0 + \beta_1 \times$（年龄）$+ \beta_2 \times$（性别）$+ \beta_3 \times$（文化程度）$+ \beta_4 \times$（ADL失能状况）$+ \beta_5 \times$（IADL失能状况）$+ \beta_6 \times$（遭遇重大

负面事件）$+ \beta_7 \times$（经历重大正面事件）$+ \beta_8 \times$（自我老化态度）$+ \beta_9 \times$（一般老化态度）$+ \beta_{10} \times$（婚姻状况）$+ \beta_{11} \times$（同住人数）$+ \beta_{12} \times$（子女数）$+ \beta_{13} \times$（家庭隔离）$+ \beta_{14} \times$（户口）$+ \beta_{15} \times$（在工作）$+ \beta_{16} \times$（社会活动参与）$+ \beta_{17} \times$（朋友隔离） （4 − 6）

式 4 − 6 中，p 为"老年人对生活满意"的概率，$1 - p$ 为参考项"老年人对生活不满意"的概率。

层 2：

$\beta_0 = \gamma_{00} + \gamma_{01} \times$（贫困）$+ \gamma_{02} \times$（社区照料服务）$+ \gamma_{03} \times$（社区精神服务）$+ \gamma_{04} \times$（贫困 × 社会支持）$+ u_0$

$\beta_1 = \gamma_{10}$

$\beta_2 = \gamma_{20}$

$\beta_3 = \gamma_{30}$

$\beta_4 = \gamma_{40}$

$\beta_5 = \gamma_{50}$

$\beta_6 = \gamma_{60}$

$\beta_7 = \gamma_{70}$

$\beta_8 = \gamma_{80}$

$\beta_9 = \gamma_{90}$

$\beta_{10} = \gamma_{100}$

$\beta_{11} = \gamma_{110}$

$\beta_{12} = \gamma_{120}$

$\beta_{13} = \gamma_{130}$

$\beta_{14} = \gamma_{140}$

$\beta_{15} = \gamma_{150}$

$\beta_{16} = \gamma_{160}$

$\beta_{17} = \gamma_{170}$

当贫困以收入低于最低生活标准为衡量标准时：

$$\beta_0 = \gamma_{00} + \gamma_{01} \times (收入低于最低生活标准) + \gamma_{02} \times (社区照料服务) + \gamma_{03} \times (社区精神服务) + \gamma_{04} \times (收入低于最低生活标准 \times 家庭隔离) + u_0$$

或者

$$\beta_0 = \gamma_{00} + \gamma_{01} \times (收入低于最低生活标准) + \gamma_{02} \times (社区照料服务) + \gamma_{03} \times (社区精神服务) + \gamma_{04} \times (收入低于最低生活标准 \times 朋友隔离) + u_0$$

或者

$$\beta_0 = \gamma_{00} + \gamma_{01} \times (收入低于最低生活标准) + \gamma_{02} \times (社区照料服务) + \gamma_{03} \times (社区精神服务) + \gamma_{04} \times (收入低于最低生活标准 \times 社区照料服务) + u_0$$

或者

$$\beta_0 = \gamma_{00} + \gamma_{01} \times (收入低于最低生活标准) + \gamma_{02} \times (社区照料服务) + \gamma_{03} \times (社区精神服务) + \gamma_{04} \times (收入低于最低生活标准 \times 社区精神服务) + u_0$$

当贫困以绝对收入对数为特征时：

$$\beta_0 = \gamma_{00} + \gamma_{01} \times (绝对收入对数) + \gamma_{02} \times (社区照料服务) + \gamma_{03} \times (社区精神服务) + \gamma_{04} \times (绝对收入对数 \times 家庭隔离) + u_0$$

或者

$$\beta_0 = \gamma_{00} + \gamma_{01} \times (绝对收入对数) + \gamma_{02} \times (社区照料服务) + \gamma_{03} \times (社区精神服务) + \gamma_{04} \times (绝对收入对数 \times 朋友隔离) + u_0$$

或者

$$\beta_0 = \gamma_{00} + \gamma_{01} \times (绝对收入对数) + \gamma_{02} \times (社区照料服务) + \gamma_{03} \times (社区精神服务) + \gamma_{04} \times (绝对收入对数 \times 社区照料服务) + u_0$$

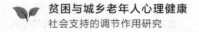
或者

$$\beta_0 = \gamma_{00} + \gamma_{01} \times (绝对收入对数) + \gamma_{02} \times (社区照料服务) + \gamma_{03} \times (社区精神服务) + \gamma_{04} \times (绝对收入对数 \times 社区精神服务) + u_0$$

当贫困以 Podder 指数为特征时：

$$\beta_0 = \gamma_{00} + \gamma_{01} \times (Podder 指数) + \gamma_{02} \times (社区照料服务) + \gamma_{03} \times (社区精神服务) + \gamma_{04} \times (Podder 指数 \times 家庭隔离) + u_0$$

或者

$$\beta_0 = \gamma_{00} + \gamma_{01} \times (Podder 指数) + \gamma_{02} \times (社区照料服务) + \gamma_{03} \times (社区精神服务) + \gamma_{04} \times (Podder 指数 \times 朋友隔离) + u_0$$

或者

$$\beta_0 = \gamma_{00} + \gamma_{01} \times (Podder 指数) + \gamma_{02} \times (社区照料服务) + \gamma_{03} \times (社区精神服务) + \gamma_{04} \times (Podder 指数 \times 社区照料服务) + u_0$$

或者

$$\beta_0 = \gamma_{00} + \gamma_{01} \times (Podder 指数) + \gamma_{02} \times (社区照料服务) + \gamma_{03} \times (社区精神服务) + \gamma_{04} \times (Podder 指数 \times 社区精神服务) + u_0$$

当贫困以收入百分位排序为特征时：

$$\beta_0 = \gamma_{00} + \gamma_{01} \times (收入百分位排序) + \gamma_{02} \times (社区照料服务) + \gamma_{03} \times (社区精神服务) + \gamma_{04} \times (收入百分位排序 \times 家庭隔离) + u_0$$

或者

$$\beta_0 = \gamma_{00} + \gamma_{01} \times (收入百分位排序) + \gamma_{02} \times (社区照料服务) + \gamma_{03} \times (社区精神服务) + \gamma_{04} \times (收入百分位排序 \times 朋友隔离) + u_0$$

或者

$$\beta_0 = \gamma_{00} + \gamma_{01} \times (\text{收入百分位排序}) + \gamma_{02} \times (\text{社区照料服务}) + \gamma_{03} \times$$
（社区精神服务）$+ \gamma_{04} \times$（收入百分位排序 × 社区照料服务）$+ u_0$

或者

$$\beta_0 = \gamma_{00} + \gamma_{01} \times (\text{收入百分位排序}) + \gamma_{02} \times (\text{社区照料服务}) + \gamma_{03} \times$$
（社区精神服务）$+ \gamma_{04} \times$（收入百分位排序 × 社区精神服务）$+ u_0$

二　不同贫困状况城乡老年人生活满意度差异性分析

本研究重点关注与老年人生活质量和健康息息相关的问题——心理健康问题。在本部分中，首先对老年人生活满意度现状进行分析，了解总体老年人、城市老年人和农村老年人生活满意度的基本状况。为更详细地呈现老年人的生活满意度状况，将进一步比较分析不同贫困状况下总体老年人、城市老年人和农村老年人的生活满意度状况。

（一）老年人生活满意度基本状况

图4－1呈现了总体老年人、城市老年人和农村老年人生活满意度的基本情况。从图中可以看出，在总体老年人中，79.25%的老年人表示对生活满意（包括"比较满意"和"非常满意"，下同），剩下20.75%的老年人对生活不满意（包括"一般"、"比较不满意"和"非常不满意"，下同）。城市老年人对生活是否满意的比例分布与总体老年人大致相当，79.80%的城市老年人对目前的生活表示满意，20.20%

的城市老年人表示对目前生活不满意。农村老年人中对生活满意的比例比城市老年人略低，为 78.22%，对生活不满意的比例比城市老年人略高，为 21.78%。不过，城乡老年人的生活满意度并无显著差异（$\chi^2 = 2.1671$，$p = 0.141$）。

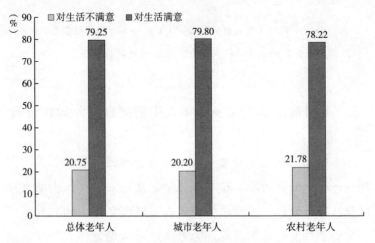

图 4-1　老年人生活满意度基本状况

（二）老年人生活满意度结构差异

不同贫困状况的老年人生活满意度是否具有差异？由于生活满意度和收入低于最低生活标准都是二分类变量，所以将通过列联表分析不同收入状况的老年人的生活满意度差异（见表 4-10）。由于生活满意度是二分类变量，老年人绝对收入对数、Podder 指数和收入百分位排序是定距变量，将通过对不同生活满意度状况下老年人的绝对收入对数、Podder 指数和收入百分位排序均值及其方差齐性进行考察，近似地对老年人生活满意度与绝对收入对数、Podder 指数和收入百分位排序的初步相关关系进行考察（见表 4 - 10）。

表 4 - 10　收入是否低于最低生活标准与生活满意度的列联表分析

单位：%

群体	是否对生活满意	收入是否低于最低生活标准		合计
		是	否	
总体老年人	是	19.36	26.20	20.75
	否	80.64	73.80	79.25
	合计	100	100	100
	显著性	$\chi^2 = 29.2957$；$p = 0.000$		
城市老年人	是	18.96	27.99	20.20
	否	81.04	72.01	79.80
	合计	100	100	100
	显著性	$\chi^2 = 24.7941$；$p = 0.000$		
农村老年人	是	20.31	24.79	21.78
	否	79.69	75.21	78.22
	合计	100	100	100
	显著性	$\chi^2 = 5.7671$；$p = 0.016$		

从表 4 - 10 中可以看出，收入低于最低生活标准和收入达到最低生活标准的老年人生活满意度的差异非常显著（$\chi^2 = 29.2957$；$p = 0.000$）。收入低于最低生活标准的老年人对生活满意的比例为 19.36%，这一比例比收入达到最低生活标准的老年人低 6.84 个百分点。

收入低于最低生活标准的城市老年人和收入达到最低生活标准的城市老年人的生活满意度的差异非常显著（$\chi^2 = 24.7941$；$p = 0.000$）。收入达到最低生活标准的城市老年人对生活满意的比例为 27.99%，比收入低于最低生活标准的城市老年人对生活满意的比例高出 9.03 个百分点。

收入低于最低生活标准的农村老年人与收入达到最低生活标准的农村老年人的生活满意度差异通过了显著性检验（χ^2 = 5.7671；$p = 0.016$）。收入低于最低生活标准的农村老年人对生活满意的比例为 20.31%，这一比例比收入达到最低生活标准的农村老年人低 4.48 个百分点。

综上可知，无论是总体老年人、城市老年人，还是农村老年人，收入达到最低生活标准时，各群体的生活满意度都高于收入低于最低生活标准时的生活满意度。

表 4-11 显示，不同生活满意度的总体老年人和不同生活满意度的城市老年人的绝对收入均值都有显著差异。对生活满意的总体老年人的绝对收入对数（9.22）高于对生活不满意的总体老年人（8.80），对生活满意的城市老年人的绝对收入对数（9.73）高于对生活不满意的城市老年人（9.29）。但不同生活满意度的农村老年人的绝对收入对数没有显著差异。

表 4-11　不同生活满意度老年人的绝对收入对数、Podder 指数
和收入百分位排序平均值及其差异

群体	是否对生活满意	绝对收入对数	Podder 指数	收入百分位排序
总体老年人	否	8.80	8.09	0.42
	是	9.22	7.71	0.49
	方差检验	$p = 0.000$	$p = 0.000$	$p = 0.472$
城市老年人	否	9.29	8.33	0.41
	是	9.73	7.87	0.49
	方差检验	$p = 0.000$	$p = 0.000$	$p = 0.502$
农村老年人	否	7.96	7.68	0.43
	是	8.27	7.39	0.49
	方差检验	$p = 0.609$	$p = 0.000$	$p = 0.685$

不同生活满意度的总体老年人、城市老年人和农村老年人的 Podder 指数都具有显著差异。对生活不满意的总体老年人的 Podder 指数（8.09）高于对生活满意的总体老年人（7.71），对生活不满意的城市老年人的 Podder 指数（8.33）高于对生活满意的城市老年人（7.87），对生活不满意的农村老年人的 Podder 指数（7.68）高于对生活满意的农村老年人（7.39）。

对生活满意的总体老年人、城市老年人和农村老年人的收入百分位排序分别略高于对生活不满意的总体老年人、城市老年人和农村老年人，但不同生活满意度的总体老年人、城市老年人和农村老年人的收入百分位排序没有显著差异。

综上可以初步推断，总体老年人、城市老年人的生活满意度与其绝对收入正向相关；总体老年人、城市老年人、农村老年人的生活满意度与其 Podder 指数负向相关。

三 贫困对城乡老年人生活满意度的影响分析

（一）贫困对总体老年人生活满意度的影响分析

在前文描述分析、交互分析和方差分析的基础上，本部分将以老年人生活满意度为被解释变量，收入达到最低生活标准和绝对收入（为使收入的分布符合正态分布，对其进行对数处理，下同）分别为自变量，年龄、性别、婚姻状况等 19 个变量为控制变量，构建个人－社区的分层 Binary Logistic 回归模型，探讨绝对贫困对老年人生活满意度的影响；同时，也分别以 Podder 指数和收入百分位排序为自变量，探讨相对

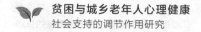

贫困对老年人生活满意度的影响。模型的回归结果如表 4 - 12
所示。

表 4 - 12　老年人生活满意度影响因素的分层 Binary Logistic
回归分析 （N = 6331）

变量名称	模型 1	模型 2	模型 3	模型 4
	发生比	发生比	发生比	发生比
收入低于最低生活标准（否 = 参照组）	0.741 *** (0.067)			
绝对收入对数		1.103 *** (0.022)		
Podder 指数			0.935 *** (0.015)	
收入百分位排序				1.886 *** (0.223)
年龄组 （低龄 = 参照组）				
中龄	1.894 *** (0.168)	1.872 *** (0.166)	1.891 *** (0.168)	1.873 *** (0.167)
高龄	1.98 *** (0.277)	1.95 *** (0.274)	1.966 *** (0.276)	1.945 *** (0.273)
性别 （女 = 参照组）	0.909 (0.066)	0.888 (0.065)	0.881 + (0.065)	0.849 * (0.063)
文化程度 （小学及以下 = 参照组）				
初中	1.192 * (0.106)	1.166 + (0.104)	1.201 * (0.106)	1.189 + (0.105)
高中及以上	1.240 * (0.132)	1.173 (0.127)	1.180 (0.128)	1.135 (0.124)

续表

变量名称	模型 1	模型 2	模型 3	模型 4
	发生比	发生比	发生比	发生比
ADL 失能状况	0.947 (0.041)	0.949 (0.041)	0.950 (0.041)	0.949 (0.041)
IADL 失能状况	0.924 ** (0.027)	0.924 ** (0.027)	0.92 ** (0.027)	0.924 ** (0.027)
遭遇重大负面事件 （否 = 参照组）	0.721 *** (0.055)	0.720 *** (0.055)	0.724 *** (0.055)	0.718 *** (0.055)
经历重大正面事件 （否 = 参照组）	1.250 + (0.148)	1.258 + (0.15)	1.269 * (0.151)	1.270 * (0.151)
自我老化态度	0.945 *** (0.010)	0.945 *** (0.010)	0.945 *** (0.010)	0.945 *** (0.010)
一般老化态度	1.092 *** (0.013)	1.091 *** (0.013)	1.093 *** (0.013)	1.091 *** (0.013)
婚姻状况 （无配偶 = 参照组）	1.105 (0.092)	1.113 (0.092)	1.102 (0.092)	1.093 (0.091)
同住人数	1.002 (0.020)	1.006 (0.021)	0.996 (0.020)	1.000 (0.020)
子女数	1.079 * (0.032)	1.082 ** (0.033)	1.07 * (0.032)	1.075 * (0.032)
家庭隔离 （没有 = 参照组）	0.547 *** (0.052)	0.550 *** (0.052)	0.547 *** (0.052)	0.554 *** (0.052)
户口（农村 = 参照组）	0.769 * (0.083)	0.720 ** (0.079)	0.852 (0.093)	0.821 + (0.088)
在工作（否 = 参照组）	1.029 (0.098)	1.015 (0.096)	1.039 (0.098)	0.987 (0.094)

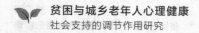

续表

变量名称	模型 1	模型 2	模型 3	模型 4
	发生比	发生比	发生比	发生比
社会活动参与	1. 179 **	1. 181 **	1. 186 **	1. 182 **
	(0. 069)	(0. 069)	(0. 069)	(0. 069)
朋友隔离 （没有 = 参照组）	0. 899	0. 895	0. 908	0. 912
	(0. 066)	(0. 066)	(0. 067)	(0. 067)
社区照料服务 （没有 = 参照组）	1. 289	1. 264	1. 301	1. 280
	(0. 247)	(0. 243)	(0. 251)	(0. 246)
社区精神服务 （没有 = 参照组）	1. 500 *	1. 497 *	1. 518 *	1. 498 *
	(0. 280)	(0. 280)	(0. 284)	(0. 280)
常数项	3. 869 ***	1. 579	6. 057 ***	2. 838 ***
	(0. 937)	(0. 457)	(1. 667)	(0. 691)
社区层面的方差	1. 595	1. 590	1. 619	1. 600
	(0. 074)	(0. 074)	(0. 076)	(0. 075)
似然比率检验	108. 50 ***	107. 53 ***	111. 97 ***	108. 59 ***

注：$^+ p < 0.1$，$^* p < 0.05$，$^{**} p < 0.01$，$^{***} p < 0.001$；小括号内是标准误。

资料来源：2014 年中国老年社会追踪调查（CLASS）。

以下对表 4 – 12 的回归结果进行解释。

1. 贫困对老年人生活满意度的影响

绝对贫困对老年人生活满意度的影响。模型 1 和模型 2 呈现的是绝对贫困对老年人生活满意度的影响。模型 1 显示，收入低于最低生活标准对老年人生活满意度呈非常显著的负向影响，与收入达到最低生活标准的老年人相比，收入低于最低生活标准的老年人对生活满意的可能性更低。模型 2 显示，绝对收入对数对老年人生活满意度呈非常显著的正向影响，绝对收入对数越高，老年人对生活满意的可能性越高。

因此，绝对贫困与老年人生活满意度显著相关，处于绝对贫困状态的老年人，对生活满意的可能性低于没有处于绝对贫困状态的老年人。

再看相对贫困对老年人生活满意度的影响。模型3和模型4呈现的是相对贫困对老年人生活满意度的影响。模型3显示，Podder指数对老年人生活满意度呈非常显著的负向影响，Podder指数越高，老年人对生活不满意的可能性越大。收入百分位排序对老年人生活满意度呈非常显著的正向影响，收入百分位排序位次越高，老年人对生活满意的可能性越高。因此，相对贫困与老年人生活满意度显著相关，相对贫困程度越高的老年人对生活满意的可能性越低。

2. 控制变量对老年人生活满意度的影响

从年龄特征来看，不同年龄段的老年人的生活满意度具有显著差异，老年人对生活满意的可能性随着年龄的增长而提高。可能的原因是，与低龄老年人相比，高龄老年人活得更为通透，心态更为包容，对生活的不满有所减少。IADL失能状况对老年人生活满意度具有显著影响，IADL失能状况越严重，老年人对生活满意的可能性越低。IADL失能状况越严重，老年人要承受的身体痛苦、要忍受的生活不便、要承受的精神痛苦越多，自然对生活满意的可能性越低。遭遇重大负面事件对老年人的生活满意度呈显著负向影响，即老年人上一年所遭遇的重大负面事件越多，其对生活满意的可能性越低，这显然与事实经验相吻合。经历重大正面事件显著正向影响老年人的生活满意度，即经历过重大正面事件的老年人对生活满意的可能性比没有经历过重大正面事件的老年人高；自我老化态度对老年人生活满意度呈显著负向影响，即自我老化态度越消极，老年人对其生活满意的可能性越低。一般老化态度对老年人的生活满意度呈显著正向影响，即一般老化态度越积极，老年人对其生活满意的可能性越高。子女数对老年人的生活满意度呈显著正向影响，子女数越多，老年人对其生活满意的可能性越高。家庭隔离对老年人的生活满意度呈显著负向影响，与没有家庭隔离的老年人相比，家庭隔离的老年人对其生活满意的可能性更低。社会活动参与对老年人的生活满意度具有显著的正向影响，即老年人参与的社会活动越多，其对生活满意的可能性越高。社区精神服务对老年人生活满意度呈显著正向影响，与没有利用社区精神服务的老年人相比，利用了社区精神服务的老年人对生活满意的可能性更高。

（二）贫困对老年人生活满意度影响的城乡差异分析

前文对贫困对总体老年人生活满意度的影响进行了分析，发现绝对贫困和相对贫困对老年人生活满意度都具有显著的不良影响。那么，在城乡二元背景下，贫困对老年人生活满意度的影响是否存在城乡差异？

为回答上述问题，本书将样本群体分为农村老年人样本和城市老年人样本两个部分，然后分别进行回归分析。与上文的回归分析相同，因变量是老年人的生活满意度，测量贫困的各指标为自变量，年龄、性别等 19 个变量为控制变量。回归分析结果如表 4 – 13 所示。

表 4 – 13 老年人生活满意度影响因素城乡差异的分层 Binary Logistic 回归分析

变量名称	城市老年人				农村老年人			
	模型 1	模型 2	模型 3	模型 4	模型 5	模型 6	模型 7	模型 8
	发生比	发生比	发生比	发生比	发生比	发生比	发生比	发生比
收入低于最低生活标准（否＝参照组）	0.618*** (0.078)				0.866 (0.117)			
绝对收入对数		1.133*** (0.028)				1.072* (0.037)		
Podder 指数			0.927*** (0.028)				0.946* (0.026)	
收入百分位排序				2.256*** (0.342)				1.447+ (0.283)
年龄组（低龄＝参照组）								
中龄	2.041*** (0.224)	2.001*** (0.220)	2.024*** (0.222)	1.985*** (0.219)	1.604** (0.247)	1.602** (0.247)	1.624** (0.251)	1.618** (0.250)
高龄	2.689*** (0.472)	2.631*** (0.463)	2.675*** (0.470)	2.613*** (0.460)	0.973 (0.237)	0.972 (0.237)	0.978 (0.239)	0.984 (0.240)
性别（女＝参照组）	0.820* (0.075)	0.798* (0.073)	0.798* (0.073)	0.743** (0.070)	1.086 (0.137)	1.067 (0.134)	1.056 (0.135)	1.055 (0.134)

续表

变量名称	城市老年人				农村老年人			
	模型 1	模型 2	模型 3	模型 4	模型 5	模型 6	模型 7	模型 8
	发生比	发生比	发生比	发生比	发生比	发生比	发生比	发生比
文化程度（小学及以下＝参照组）								
初中	1.109 (0.120)	1.085 (0.117)	1.155 (0.123)	1.133 (0.121)	1.391* (0.230)	1.375+ (0.228)	1.364+ (0.227)	1.370+ (0.228)
高中及以上	1.185 (0.142)	1.120 (0.135)	1.166 (0.139)	1.089 (0.132)	1.321 (0.391)	1.253 (0.373)	1.201 (0.362)	1.245 (0.372)
ADL 失能状况	0.947 (0.052)	0.955 (0.053)	0.953 (0.053)	0.952 (0.053)	0.964 (0.069)	0.963 (0.069)	0.965 (0.069)	0.964 (0.069)
IADL 失能状况	0.885** (0.033)	0.881*** (0.033)	0.881*** (0.033)	0.883*** (0.033)	0.989 (0.049)	0.993 (0.049)	0.988 (0.049)	0.991 (0.049)
遭遇重大负面事件（否＝参照组）	0.626*** (0.061)	0.626*** (0.061)	0.632*** (0.061)	0.623*** (0.060)	0.902* (0.113)	0.901* (0.113)	0.904 (0.114)	0.899 (0.113)
经历重大正面事件（否＝参照组）	1.159 (0.168)	1.169 (0.170)	1.160 (0.168)	1.164 (0.169)	1.497+ (0.315)	1.495* (0.315)	1.538* (0.325)	1.525* (0.322)
自我老化态度	0.938*** (0.011)	0.938*** (0.012)	0.937*** (0.011)	0.938*** (0.011)	0.953** (0.017)	0.954** (0.017)	0.954** (0.017)	0.954** (0.017)

续表

变量名称	城市老年人				农村老年人			
	模型 1	模型 2	模型 3	模型 4	模型 5	模型 6	模型 7	模型 8
	发生比	发生比	发生比	发生比	发生比	发生比	发生比	发生比
一般老化态度	1.085***	1.083***	1.086***	1.085***	1.114***	1.113***	1.113***	1.112***
	(0.016)	(0.016)	(0.016)	(0.016)	(0.023)	(0.023)	(0.023)	(0.023)
婚姻状况	1.278*	1.299*	1.268*	1.264*	0.851	0.848	0.848	0.845
（无配偶＝参照组）	(0.133)	(0.135)	(0.132)	(0.132)	(0.120)	(0.120)	(0.120)	(0.120)
同住人数	1.018	1.023	1.009	1.013	0.984	0.985	0.979	0.981
	(0.027)	(0.027)	(0.026)	(0.027)	(0.032)	(0.032)	(0.032)	(0.032)
子女数	1.148***	1.155***	1.132**	1.136**	0.991	0.990	0.986	0.990
	(0.045)	(0.045)	(0.044)	(0.044)	(0.048)	(0.048)	(0.048)	(0.048)
家庭隔离	0.601***	0.609***	0.602***	0.614***	0.488***	0.488***	0.487***	0.489***
（没有＝参照组）	(0.073)	(0.074)	(0.073)	(0.075)	(0.075)	(0.075)	(0.076)	(0.076)
在工作	1.061	1.041	1.041	1.001	0.984	0.963	0.988	0.959
（否＝参照组）	(0.146)	(0.144)	(0.144)	(0.139)	(0.136)	(0.133)	(0.135)	(0.133)
社会活动参与	1.136+	1.146+	1.153*	1.144+	1.193+	1.189+	1.187+	1.192+
	(0.082)	(0.083)	(0.083)	(0.083)	(0.121)	(0.120)	(0.120)	(0.121)

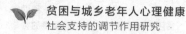

续表

变量名称	城市老年人				农村老年人			
	模型 1	模型 2	模型 3	模型 4	模型 5	模型 6	模型 7	模型 8
	发生比	发生比	发生比	发生比	发生比	发生比	发生比	发生比
朋友隔离 （没有＝参照组）	0.867 (0.080)	0.861 (0.079)	0.883 (0.081)	0.889 (0.082)	0.912 (0.113)	0.909 (0.113)	0.911 (0.113)	0.915 (0.114)
社区照料服务 （没有＝参照组）	1.241 (0.258)	1.218 (0.0253)	1.261 (0.263)	1.231 (0.256)	1.763 (0.947)	1.726 (0.928)	1.766 (0.952)	1.778 (0.958)
社区精神服务 （没有＝参照组）	1.399 (0.298)	1.410 (0.301)	1.427[+] (0.304)	1.402 (0.299)	1.904 (0.767)	1.876 (0.756)	1.914 (0.774)	1.914 (0.772)
常数项	2.901*** (0.786)	0.832 (0.300)	5.303*** (1.720)	2.109** (0.579)	3.968*** (1.640)	2.182 (1.066)	6.044*** (2.864)	3.327** (1.382)
社区层面的方差	1.358 (0.074)	1.343 (0.072)	1.358 (0.074)	1.351 (0.073)	2.073* (0.164)	2.079 (0.164)	2.079 (0.172)	2.092 (0.166)
似然比率检验	38.23***	35.95***	38.11***	36.76***	66.46***	67.07***	69.06***	67.32***
N	4113				2218			

注：$^+ p < 0.1$，$^* p < 0.05$，$^{**} p < 0.01$，$^{***} p < 0.001$；小括号内是标准误。
资料来源：2014 年中国老年社会追踪调查（CLASS）。

以下对表 4-13 的回归结果进行解释。

1. 贫困对老年人生活满意度影响的城乡差异

收入低于最低生活标准对城市老年人和农村老年人的生活满意度都呈负向影响，即收入低于最低生活标准的城市老年人对生活不满意的可能性高于收入达到最低生活标准的城市老年人，收入低于最低生活标准的农村老年人对生活不满意的可能性高于收入达到最低生活标准的农村老年人。其中，收入低于最低生活标准对城市老年人生活满意度的影响在0.001 的水平上负向显著；但对于农村老年人来说，收入低于最低生活标准对其生活满意度不具有显著影响。这说明收入达到最低生活标准对城市老年人的生活满意度有更大的作用。绝对收入对数对两类老年人生活满意度都具有显著的正向影响，个人年总收入越高，城市老年人对生活满意的可能性越高，农村老年人对生活满意的可能性也越高。其中，城市老年人的绝对收入对数对其生活满意度的影响在 0.001 的水平上显著，但农村老年人的绝对收入对数对其生活满意度的影响仅在 0.05 的水平上显著，说明个人年总收入对城市老年人的生活满意度有更大的作用。综上，绝对贫困对城市老年人生活满意度的不良影响更为严重。

Podder 指数对两类老年人的生活满意度都具有显著的负向影响，即 Podder 指数越高，城市老年人和农村老年人对生活不满意的可能性都越高。其中，Podder 指数对城市老年人生活满意度的影响在 0.001 的水平上显著，但其对农村老年人生活满意度的影响仅在 0.05 的水平上显著，说明 Podder 指数对城市老年人的生活满意度有更大的影响。收入百分位排序对两类老年人的生活满意度都呈正向影响，即收入百分位排序位次越高，城市老年人和农村老年人对生活满意的可能性都越高。其中，收入百分位排序在 0.001 的水平上显著影响城市老年人的生活满意度，但对农村老年人生活满意度的影响仅在 0.1 的水平上显著，说明收入百分位排序对城市老年人生活满意度有更大的影响。综上，相对贫困对城市老年人生活满意度的不良影响更为严重。

2. 控制变量对老年人生活满意度影响的城乡差异

一些控制变量，包括自我老化态度、一般老化态度、家庭隔离和社会活动参与对城市老年人和农村老年人生活满意度的影响都是一致的。自我老化态度对两类老年人的生活满意度都呈显著影响，自我老化态度越积极，城市老年人和农村老年人对生活满意的可能性都越高。一般老化态度对两类老年人的生活满意度都呈显著影响，一般老化态度越积极，城市老年人和农村老年人对生活满意的可能性都越高。家庭隔离对两类老年人的生活满意度都呈显著影响，家庭隔离的城市老年人对生活不满意的可能性比没有家庭隔离的城市老年人高，家庭隔离的农村老年人对生活不满意的可能性比没有家庭隔离的农村老年人高。社会活动参与对两类老年人的生活满意度都呈显著影响，社会活动参与越多，城市老年人和农村老年人对生活满意的可能性越高。

还有一些控制变量，包括年龄、性别、文化程度、IADL失能状况、遭遇重大负面事件、经历重大正面事件、婚姻状况和子女数对老年人生活满意度的影响表现出城乡差异。中龄和高龄城市老年人对生活满意的可能性都高于低龄老年人，但农村老年人中仅中龄老人对生活满意的可能性高于低龄老人，高龄老人与低龄老人对生活满意的可能性没有显著差异。城市男性老年人对生活不满意的可能性高于城市女性老年人，农村老年人对生活满意的可能性没有显著的性别差异。文化程度为初中和高中及以上的城市老年人对生活满意的可能性与文化程度为小学及以下的城市老年人没有显著差异，文化程度为初中的农村老年人对生活满意的可能性比文化程度为小学及以下的农村老年人更高。IADL失能状况越严重，城市老年人对生活不满意的可能性越高，IADL失能状况对农村老年人的生活满意度没有显著影响。遭遇重大负面事件的城市老年人对生活不满意的可能性比没有遭遇重大负面事件的城市老年人高，遭遇重大负面事件对农村老年人的生活满意度没有显著影响。经历重大正面事件的农村老年人对生活满意的可能性高于没有经历重大正面事件的农村老年人，经历重大正面事件对城市老年人的生活满意度没有显著影响。有配偶的城市老年人对生活满意的可能性高于没有配偶的城市老年人，婚姻状况对农村老年人的生活满意度没有显著影响。子女数越多，城市老年人对生活满意的可能性越高，子女数对农村老年人的生活满意度没有显著影响。

（三）讨论

绝对贫困对老年人的生活满意度具有显著影响：收入达到最低生活标准的老年人对生活满意的可能性高于收入低于最低生活标准的老年人；绝对收入更高的老年人对生活满意的可能性高于绝对收入更低的老年人。更多的钱意味着能够获得更好的医疗资源、更高的生活标准、更好的住房等，老年人无须应对因经济资源匮乏而需要应对的各种压力，所以生活满意度自然更高。

相对贫困对老年人的生活满意度具有显著影响：Podder指数越高，老年人对生活满意的可能性越低；收入百分位排序位次越低，老年人对生活满意的可能性越低。Podder指数越高，收入百分位排序位次越低，意味着老年人感受到的相对贫困程度越高，相对剥夺感越强，从而不公平感也越强，因此对生活满意的可能性越低。

绝对贫困对城市老年人生活满意度的不良影响比对农村老年人更为严重：收入低于最低生活标准对城市老年人生活满意度的不良影响比对农村老年人更为严重；更低的绝对收入对城市老年人生活满意度的不良影响比对农村老年人更为严重。可能的原因是，一方面，对于农村老年人来说，土地是其最后的生活保障，即使经济收入低下无力从市场上购买生活物资，但土地能够为其提供一定的生活物资，而城市老年人则缺乏土地这一生活保障；另一方面，城市的生活成本高于农村，低经济收入使城市老年人比农村老年人更加难以负担其生活成本。低经济收入会给城市老年人带来比农村老年人更大的压力。此外，农村社会中更为浓厚的邻里互助风气，也能够在一定程度上削弱绝对贫困对农村老年人生活满意度的不良影响。

相对贫困对城市老年人生活满意度的不良影响比对农村老年人更为严重：高Podder指数对城市老年人生活满意度的不良影响比对农村老年人更为明显；低收入百分位排序位次对城市老年人生活满意度的不良影响比对农村老年人更为明

显。可能的原因是，城市老年人的相对贫困状况比农村老年人更为严重，导致城市老年人的相对剥夺感更强。前文中对相对贫困的描述性统计显示，城市老年人的 Yitzhaki 指数为8245，远远高于农村老年人（4829），城市老年人的 Yitzhaki 指数的标准差（8265）也远远高于农村老年人 Yitzhaki 指数的标准差（5106）。可见，城市老年人更严重的相对贫困状况和更强的相对剥夺感，使得相对贫困对城市老年人生活满意度的不良影响更为严重。

四　社会支持在贫困对城乡老年人生活满意度
影响中的调节作用

在对 Logistic 回归中的交互效应进行解释之前，首先要弄清楚几个概念。①乘积因子。如果 Logistic 模型中的关键自变量 X 是连续变量，调节变量 Z 是定性变量，且有 X 和 Z 的交互项 $X \times Z$，在虚拟编码法的情况下，我们将 X 的 Logistic 系数的指数（发生比）称为乘积因子，它表示 X 每增加一个单位，Z 的参照组的预测发生比的变化速度。②条件效应。在有连续变量 X 和定性变量 Z 的交互项 $X \times Z$ 的 Logistic 回归模型中，X 指数的系数不能理解为"主效应"，而应该理解为"条件效应"，即调节变量为 0 时 X 的效应。

（一）社会支持在贫困对总体老年人生活满意度影响中的调节作用

本部分将建立分层 Binary Logistic 模型，首先以老年人的生活满意度为被解释变量，以收入低于最低生活标准/绝对收入对数/Podder 指数/收入百分位排序、家庭隔离/朋友隔离/社区照料服务/社区精神服务以及贫困各测量指标和社会支持各维度的交互项为自变量，以年龄、性别、文化程度等 15 个变量为控制变量，探讨社会支持各维度在贫困各指标对老年人生活满意度影响过程中的调节作用。通过逐一地将各交互项进行考察，最后显示交互项收入低于最低生活标准×家庭隔离、绝对收入对数×家庭隔离、Podder 指数×家庭隔离、收入百分位排序×家庭隔离、收入低于最低生活标准×朋友隔离、绝对收入对数×朋友隔离、收入百分位排序×朋友隔离、收入低于最低生活标准×社区照料服务、绝对收入对数×社区照料服务、Podder 指数×社区照料服务、收入百分位排序×社区照料服务、收入低于最低生活标准×社区精神服务、绝对收入对数×社区精神服务、Podder 指数×社区精神服务和收入百分位排序×社区精神服务对老年人生活满意度的影响都没有通过显著性检验，但 Podder 指数×朋友隔离对老年人生活满意度呈显著影响。表 4 – 14 保留了交互项呈显著影响的回归模型。

表 4 – 14　社会支持在贫困对老年人生活满意度影响中的调节作用
（分层 Binary Logistic 模型）（$N = 6331$）

变量名称	发生比
Podder 指数	0.956（0.018）*
朋友隔离（没有 = 参照组）	1.511（0.413）
Podder 指数×朋友隔离	0.939（0.030）+
年龄组（低龄 = 参照组）	
中龄	1.89（0.168）***
高龄	1.95（0.274）***

续表

变量名称	发生比
性别（女 = 参照组）	0. 880（0. 065）[+]
文化程度（小学及以下 = 参照组）	
初中	1. 200（0. 106）[*]
高中及以上	1. 18（0. 128）
ADL 失能状况	0. 950（0. 041）
IADL 失能状况	0. 922（0. 027）[**]
遭遇重大负面事件（否 = 参照组）	0. 723（0. 055）[***]
经历重大正面事件（否 = 参照组）	1. 271（0. 151）[*]
自我老化态度	0. 945（0. 010）[***]
一般老化态度	1. 093（0. 013）[***]
婚姻状况（无配偶 = 参照组）	1. 099（0. 091）
同住人数	0. 996（0. 020）
子女数	1. 070（0. 032）[*]
家庭隔离（没有 = 参照组）	0. 546（0. 052）[***]
户口（农村 = 参照组）	0. 857（0. 093）
在工作（否 = 参照组）	1. 041（0. 098）
社会活动参与	1. 185（0. 069）[**]
社区照料服务（没有 = 参照组）	1. 298（0. 250）
社区精神服务（没有 = 参照组）	1. 518（0. 284）[*]
常数项	5. 087（1. 459）[***]
社区层面的方差	1. 543（0. 076）
似然比率	112. 49 [***]

注：[+] $p < 0.1$，[*] $p < 0.05$，[**] $p < 0.01$，[***] $p < 0.001$；小括号内是标准误。

资料来源：2014 年中国老年社会追踪调查（CLASS）。

表 4－14 显示，朋友支持在相对贫困对老年人生活满意度的影响中有调节作用。Podder 指数的乘积因子是 0.956，即增长 1 个 Podder 指数，没有朋友隔离的老年人对生活满意的预测发生比就为原来的 0.956 倍。Podder 指数 × 朋友隔离的 Logistic 系数指数是 0.939，表示朋友隔离的老年人与没有朋友隔离的老年人的乘积因子之比为 0.939，即增长 1 个 Podder 指数时，朋友隔离的老年人对生活满意的预测发生比/0.956 = 0.939。因此，增长 1 个 Podder 指数，朋友隔离的老年人对生活满意的预测发生比 = 0.939 × 0.956 ≈ 0.898。无论是在没有朋友隔离的老年人群体中，还是在朋友隔离的老年人群体中，增长 1 个 Podder 指数后，对生活满意的预测发生比都有所降低，说明 Podder 指数的增长对没有朋友隔离的老年人和朋友隔离的老年人的生活满意度都有不利影响。增长 1 个 Podder 指数后，朋友隔离的老年人对生活满意的预测发生比（0.898）小于没有朋友隔离的老年人对生活满意的预测发生比（0.956），可见，在朋友隔离的老年人中，增长 1 个 Podder 指数前和增长 1 个 Podder 指数后对生活满意的预测发生比的差异比没有朋友隔离的老年人更大。进而可知，Podder 指数的增长对朋友隔离的老年人生活满意度有着更不利的影响。综上，朋友支持能够缓解相对贫困对老年人生活满意度的不良影响。

（二）社会支持在贫困对老年人生活满意度影响中调节作用的分城乡分析

前文对社会支持在贫困与总体老年人生活满意度影响关系中的调节作用进行了考察，但是社会支持在贫困对城市老年人生活满意度影响中的缓解作用与在贫困对农村老年人生活满意度影响中的缓解作用是否相同，这也是本书期待回答的问题。因此，下文将分别以城市老年人子样本和农村老年人子样本为研究对象，探讨社会支持在贫困对城市老年人和农村老年人生活满意度影响中的调节作用。在农村老年人生活满意度影响因素的回归分析中，贫困各指标与社会支持各维度的交互项的回归结果都没有通过显著性检验；在城市老年人生活满意度影响因素的回归分析中，交互项 Podder 指数 × 朋友隔离、Podder指数 × 社区精神服务和收入百分位排序 × 朋友隔离通过了显著性检验，但交互项收入低于最低生活标准 × 家庭隔离、绝对收入对数 × 家庭隔离、Podder 指数 × 家庭隔离、收入百分位排序 × 家庭隔离、收入低于最低生活标准 × 朋友隔离、绝对收入对数 × 朋友隔离、收入低于最低生活标准 × 社区照料服务、绝对收入对数 × 社区照料服务、Podder 指数 × 社区照料服务、收入百分位排序 × 社区照料服务、收入低于最低生活标准 × 社区精神服务、绝对收入对数 × 社区精神服务和收入百分位排序 × 社区精神服务都没有通过显著性检验。表 4 - 15 保留了交互项呈显著影响的回归模型。

表 4 - 15　社会支持在贫困对城市老年人生活满意度影响中的
调节作用（分层 Binary Logistic 模型）（$N = 4113$）

变量名称	模型 1	模型 2	模型 3
	发生比	发生比	发生比
Podder 指数	0.958 [+]		0.933 [***]
	(0.022)		(0.019)

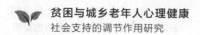

续表

变量名称	模型 1	模型 2	模型 3
	发生比	发生比	发生比
朋友隔离	2.198 * (0.843)	0.719 * (0.109)	0.881 (0.081)
Podder 指数 × 朋友隔离	0.897 * (0.040)		
收入百分位排序		1.862 *** (0.346)	
收入百分位排序 × 朋友隔离		1.660 + (0.477)	
社区精神服务	1.427 + (0.305)	1.397 (0.298)	17.425 + (26.466)
Podder 指数 × 社区精神服务			0.745 + (0.128)
年龄组（低龄 = 参照组）			
中龄	2.018 *** (0.222)	1.974 *** (0.218)	2.029 *** (0.223)
高龄	2.637 *** (0.464)	2.583 *** (0.455)	2.668 *** (0.469)
性别（女 = 参照租）	0.789 * (0.073)	0.739 ** (0.070)	0.798 * (0.073)
文化程度（小学及以下 = 参照组）			
初中	1.15 (0.123)	1.133 (0.121)	1.154 (0.123)
高中及以上	1.164 (0.139)	1.092 (0.132)	1.167 (0.140)

续表

变量名称	模型 1	模型 2	模型 3
	发生比	发生比	发生比
ADL 失能状况	0.952 (0.053)	0.951 (0.053)	0.950 (0.053)
IADL 失能状况	0.882 *** (0.033)	0.884 *** (0.033)	0.884 *** (0.033)
遭遇重大负面事件（否 = 参照组）	0.629 *** (0.061)	0.620 *** (0.060)	0.631 *** (0.061)
经历重大正面事件（否 = 参照组）	1.161 (0.169)	1.165 (0.169)	1.153 (0.167)
自我老化态度	0.938 *** (0.011)	0.938 *** (0.011)	0.937 *** (0.011)
一般老化态度	1.086 *** (0.016)	1.085 *** (0.016)	1.086 *** (0.016)
婚姻状况（无配偶 = 参照）	1.261 * (0.132)	1.259 * (0.132)	1.268 * (0.132)
同住人数	1.009 (0.026)	1.013 (0.027)	1.01 (0.026)
子女数	1.132 ** (0.044)	1.137 *** (0.044)	1.131 ** (0.044)
家庭隔离（没有 = 参照组）	0.601 *** (0.073)	0.614 *** (0.075)	0.606 *** (0.073)
在工作（否 = 参照）	1.053 (0.146)	1.005 (0.139)	1.039 (0.144)
社会活动参与	1.149 + (0.083)	1.142 + (0.083)	1.155 * (0.083)

续表

变量名称	模型 1	模型 2	模型 3
	发生比	发生比	发生比
社区照料服务（没有 = 参照组）	1.261 (0.263)	1.223 (0.255)	1.259 (0.263)
常数项	4.11 *** (1.375)	2.299 ** (0.642)	5.026 *** (1.633)
社区层面的方差	1.365 (0.074)	1.354 (0.074)	1.367 (0.075)
似然比率	38.76 ***	37.17 ***	38.33 ***

注：$^+ p < 0.1$，$^* p < 0.05$，$^{**} p < 0.01$，$^{***} p < 0.001$；小括号内是标准误。

资料来源：2014 年中国老年社会追踪调查（CLASS）。

表 4 - 15 显示，朋友支持和社区精神服务都在相对贫困对城市老年人生活满意度的影响中具有调节作用。

第一，朋友支持在相对贫困对城市老年人生活满意度影响中的调节作用。模型 1 中，Podder 指数的乘积因子是 0.958，即增长 1 个 Podder 指数，没有朋友隔离的城市老年人对生活满意的预测发生比为原来的 0.958 倍。Podder 指数 × 朋友隔离的 Logistic 系数指数是 0.897，表示朋友隔离的城市老年人与没有朋友隔离的城市老年人的乘积因子之比为 0.897，即增长 1 个 Podder 指数时，朋友隔离的城市老年人对生活满意的预测发生比/0.958 = 0.897。因此，增长 1 个 Podder 指数，朋友隔离的城市老年人对生活满意的预测发生比 = 0.958 × 0.897 ≈ 0.859。无论是在没有朋友隔离的城市老年人中还是在朋友隔离的城市老年人中，增长 1 个 Podder 指数后，生活满意度预测发生比都有所降低，说明 Podder 指数的增长对没有朋友隔离的城市老年人和朋友隔离的城市老年人的生活满意度都有不利影响。增长 1 个 Podder 指数后，朋友隔离的城市老年人对生活满意的预测发生比（0.859）小于没有朋友隔离的城市老年人对生活满意的预测发生比（0.958）。可见，在朋友隔离的城市老年人中，增长 1 个 Podder 指数前和增长 1 个 Podder 指数后对生活满意的预测发生比的差异比没有朋友隔离的城市老年人更大。进而可知，Podder 指数的增长对朋友隔离的城市老年人生活满意度有着更不利的影响。换言之，朋友支持能够缓解 Podder 指数对城市老年人生活满意度的不良影响。

模型 2 中，收入百分位排序的乘积因子是 1.862，即收入百分位排序提升 1 个位次，没有朋友隔离的城市老年人对生活满意的预测发生比就为原来的 1.862 倍。收入百分位排序 × 朋友隔离的 Logistic 系数指数是 1.660，表示朋友隔离的城市老年人与没有朋友隔离的城市老年人的乘积因子之比为 1.660，即收入百分位排序提升 1 个位次时，朋友隔离的城市老年人对生活满意的预测发生比/1.862 = 1.660。因此，收入百分位排序提升 1 个位次，朋友隔离的城市老年人对生活满意的预测发生比 = 1.660 × 1.862 ≈ 3.091。无论是在朋友隔离的城市老年人中还是没有朋友隔离的城市老年人中，收入百分位排序提升 1 个位次时，对生活满意的预测发生比都有所提高，说明收入百分位排序的提升对没有朋友隔离的城市老年人和朋友隔离的城市老年人的生活满意度都有有利影响。收入百分位排序提升 1 个位次时，没有朋友隔离的城市老年人对生活满意的预测发生比（1.862）小于朋友隔离的城市老年人对生活满意的预测发生比（3.091），收入百分位排序的提升对朋友隔离的城市老年人的生活满意度提升的可能性高于没有朋友隔离的城市老年人。因此，朋友支持能够缓解收入百分位排序的下降对城市老年人生活满意度的不良影响。

综上，朋友支持既能够缓解 Podder 指数的增长对城市老年人生活满意度的不良影响，也能够缓解收入百分位排序的下降对城市老年人生活满意度的不良影响。因此，朋友支持能够缓解相对贫困对城市老年人生活满意度的不良影响，且该缓解作用具有稳定性。

第二，社区精神服务在相对贫困对城市老年人生活满意度影响中的调节作用。模型 3 中，Podder 指数的乘积因子是0.933，即增长 1 个 Podder 指数时，没有利用社区精神服务的城市老年人对生活满意的预测发生比就为原来的 0.933 倍。Podder 指数 × 社区精神服务的 Logistic 系数指数是 0.745，表示利用了社区精神服务的城市老年人与没有利用社区精神服务的城市老年人的乘积因子之比为 0.745，即增长 1 个 Podder指数时，利用了社区精神服务的城市老年人对生活满意的预测发生比/0.933 = 0.745。因此，增长 1 个 Podder 指数，利用了社区精神服务的城市老年人对生活满意的预测发生比 = 0.933 × 0.745 ≈ 0.695。没有利用社区精神服务的城市老年人和利用了社区精神服务的城市老年人的乘积因子都小于 1，可见，在两个老年人群体中，增长 1 个 Podder 指数后，对生活满意的预测发生比都有所降低，说明 Podder 指数的增长对没有利用社区精神服务和利用了社区精神服务的城市老年人的生活满意度都有不利影响。增长 1 个 Podder 指数后，利用了社区精神服务的城市老年人对生活满意的预测发生比（0.695）小于没有利用社区精神服务的城市老年人对生活满意的预测发生比（0.933），可见，利用了社区精神服务的城市老年人增长1个Podder指数前后对生活满意的预测发生比的差异，比没有利用社区精神服务的城市老年人更大。进而可知，Podder指数的增长对利用了社区精神服务的城市老年人生活满意度有着更不利的影响，即社区精神服务在相对贫困对城市老年人生活满意度的影响中有一定的负向调节作用。该调节作用看似与常识相违背，下文将对该调节作用的形成进行深入探讨。

（三）讨论

朋友支持能够缓解Podder指数对老年人生活满意度的不良影响，即朋友支持能够在一定程度上缓解相对贫困对老年人生活满意度的不良影响。与朋友隔离的老年人相比，没有朋友隔离的老年人能够获得更多来自朋友的经济、精神等方面的支持，由此能够降低其所感受到的相对贫困和相对剥夺，从而降低相对剥夺感对其生活满意度的不良影响。

按城乡分群体分析显示，朋友支持能够缓解相对贫困，包括Podder指数增长和收入百分位排序位次下降对城市老年人生活满意度的不良影响，但朋友支持在相对贫困对农村老年人生活满意度的不良影响中并没有缓解作用。这可能是因为与城市老年人相比，农村老年人更容易产生攀比心理，朋友支持难以降低其所感受到的相对贫困和相对剥夺。在传统的农村社会中，人际关系以血缘地缘为基础，尽管内部会有经济等方面的分化，但会通过"扶贫济困"和强烈的"自己人"认同感两套机制来化解。因此，在血缘地缘内部有很强的合作关系，较弱的竞争关系。但随着血缘地缘关系的瓦解，"你的成功不再是我的成功了，你我相互之间是不同的家庭，相互之间不再有强烈的'自己人'认同感"，"你的能耐即我的无能，你不好即我的好"，"你的好即我的不好"，而且血缘地缘越近，越能够显示出差距，因此，"越是在血缘地缘内部，相互间的攀比、竞争就越是强烈"（杨华，2014）。

社区精神服务在相对贫困对城市老年人生活满意度的影响中有负向调节作用，具体表现为 Podder 指数的增长对利用了社区精神服务的城市老年人生活满意度有着更不利的影响。这并不意味着社区精神服务对城市老年人的生活满意度有不利影响。前文分析显示，Podder 指数的增长不仅对利用了社区精神服务的城市老年人的生活满意度有不利影响，对没有利用社区精神服务的城市老年人的生活满意度也有不利影响。社区精神服务无法缓解 Podder 指数的增长对城市老年人生活满意度的不利影响只是意味着，利用了社区精神服务的城市老年人 Podder 指数下降的生活满意度效应，并不比没有利用社区精神服务的城市老年人 Podder 指数下降的生活满意度效应强。正如压力应对理论指出，如果应对资源不足以应对环境需求或克服环境和个人限制，那么起初看起来可能没有威胁的事件会变得具有威胁性（Folkman & Lazarus，1985）。作为压力应对资源的社区精神服务，由于发展不足和初期阶段是不完全的救济型服务等原因，甚至会加重相对贫困对我国城市老年人生活满意度的不利影响。

我国社区精神服务发展薄弱，具体表现为以下几个方面。

第一，社区精神服务使用率低。低使用率难以使社区养老服务发挥出其对老年人心理健康的促进成效。基于本研究使用的 2014 年 CLASS 数据对社区养老服务项目的使用状况进行描述性统计（见表 4-16），发现社区精神服务项目的使用率非常低，上门探访使用率相对略高，为 4.53%，老年人服务热线项目的使用率仅为 1.15%，心理咨询项目的使用率更是低至 0.22%。

表 4-16　社区精神服务项目的使用状况

单位：%

项目	没使用过	使用过
上门探访	95.47	4.53
老年人服务热线	98.85	1.15
心理咨询	99.78	0.22

资料来源：根据 2014 年中国老年社会追踪调查（CLASS）数据整理获得。

而社区精神服务使用率低是由社区精神服务供给率低（柏萍、牛国利，2013）、老年人对社区精神服务的接受度低（柏萍、牛国利，2013；丁建定、李薇，2014）等原因造成的。其一，社区精神服务供给率低。基于 2014 年 CLHLS 中对社区精神服务相关项目的供给状况的考察（见表 4-17），需要说明的是，在此处之所以使用 2014 年的 CLHLS 数据对社区精神服务相关项目的供给状况进行考察，是因为 2014 年的 CLASS 中并未包含这一内容，而 2014 年的 CLHLS 对这一内容有着较为细致的考察。通过分析可以发现，我国目前的社区精神服务项目供给水平还很低，仅 25.36% 的老年人所在社区提供了处理家庭邻里纠纷的专项服务，17.98%的老年人所在社区会组织社会和娱乐活动，与老年人心理健康直接相关的心理慰藉、聊天解闷服务的供给率仅为 8.71%。

表 4-17   社区精神服务相关项目的供给状况

单位：%

项目	未供给	供给
心理慰藉，聊天解闷	91.29	8.71
组织社会和娱乐活动	82.02	17.98
处理家庭邻里纠纷	74.64	25.36

资料来源：根据 2014 年中国老年健康影响因素跟踪调查（CLHLS）数据整理获得。

其二，老年人对社区精神服务的接受度低。老年人的行为具有路径依赖的特点，连续性理论认为，老年人在行为选择过程中习惯沿用已有经验实现行为目的（林文亿，2015），因此，对于一般性养老服务需求，老年人寻求社区服务的可能性比较低；对于高层次的精神需求，老年人首先会通过亲朋好友得到满足，无法通过亲朋好友获得满足时，可能放弃实现需求或低限度地实现需求。

第二，社区精神服务质量不高，这也是导致社区精神服务使用率低的重要原因。如 Wu 等（2005）针对上海的一项社区调查发现，社区服务无法满足老年照料需求降低了老年人对社区服务的使用率。而导致社区养老服务质量不高的原因主要包括人力、资金的缺乏，以及竞争机制和激励机制的不足。①人力资源的缺乏（许佃兵、孙其昂，2011；张奇林、赵青，2011）。社区养老服务的服务对象是心理和生理都较为脆弱的老年人，对提供服务的工作人员的素养和专业水平要求都比较高。但是目前社区养老服务事业发展仍然不够成熟，老年人群体经济收入低，且易被家庭忽视，导致其付费能力较低，而我国"未富先老"的困境决定了目前从事老年服务行业的工作人员的低待遇。高要求和低待遇导致老年服务行业的低吸引力，难以吸纳从事该行业的工作人员，更难以吸纳资质突出的工作人员。

②资金短缺（张奇林、赵青，2011；柏萍、牛国利，2013）。养老服务业是回报周期较长的事业，加之老年人群体对设施和人力资源的配置有着较高的要求，决定了养老服务业的高成本且需要持续的资金投入。目前社区居家养老服务中心主要的运作模式是政府提供养老硬件设施，并为社区居家养老服务中心提供运营补贴，较为单一的资金来源远远不能满足养老服务发展的需要。

③竞争机制和激励机制的不足（柏萍、牛国利，2013）。没有条件的地方，社区居家养老服务中心由社区管理，上级政府通常以下达任务的形式予以督促，社区通常以完成任务的形式开展社区居家养老服务中心的服务，竞争机制和激励机制几乎完全缺位；有条件的地方，由非政府组织参与管理，但由于资金保障、政策保障不足和不稳定等原因，有意愿参与社区居家养老服务的社会组织寥寥无几，竞争机制和激励机制也难以形成。

第三，社区服务项目尤其是社区精神服务项目有限，难以满足老年人的真正需求。在供给侧提供的养老服务项目中，明显存在一些"避重就轻""删繁就简"的现象。"避重就轻"是指仅将服务相对简单的健康老年人纳入服务对象范围，而忽视了服务难度较大的失能半失能老人；"删繁就简"是指只提供相对简单且替代性很强的日常生活服务项目，但无法提供专业性较强的特殊服务，如照护服务、心理健康服务（林宝，2017）。

此外，总体而言，目前的社区居家养老服务仍处于起步和试点示范阶段，社区居家养老服务的性质是不完全的救济型服务（柏萍、牛国利，2013）。换言之，尽管有一定的市场成分，但福利性仍是社区居家养老服务的主要特色（张奇林、赵青，2011）。比如，南京市鼓楼区创立的"居家养老服务网"由政府买单、民间组织运作，免费为独居、特困、高龄老人等弱势老人群体提供社区居家养老服务（许佃兵、孙其昂，2011）。这导致使用了社区居家养老服务的弱势老人群体将自身定义为帮贫帮困的救助对象（韩振燕、郑娜娜，2011），会强化他们自身是比他人"贫穷的"、"困难的"和"需要他人帮助的"的意识，可能使他们更强烈地感受到相对贫困，从而导致社区精神服务在相对贫困对城市老年人生活满意度影响中起负向调节作用。

但是，使用了社区精神服务的农村老年人和没有使用社区精神服务的农村老年人的 Podder 指数下降的生活满意度效应，以及收入百分位排序位次提升的生活满意度效应都没有显著差异，说明社区精神服务对相对贫困对农村老年人生活满意度的影响没有调节作用。这可能是因为农村的社区精神服务水平低，使用社区精神服务的农村老年人更是屈指可数，所以社区精神服务的成效难以凸显。农村地区的社会养老服务资源比城市更为薄弱（孙鹃娟、冀云，2017），褚雪景

（2012）对上海市松江区小昆山镇的调查研究发现，该农村地区的社会化养老服务的发展非常滞后。上海作为中国最发达的城市之一，其农村地区尚且如此，中部和西部农村地区的社会化养老服务的发展现状更是不容乐观。利用本数据进行卡方检验显示，城乡老年人对社区精神服务的使用有显著差异，使用了任意一项社区精神服务的城市老年人比例为5.66%，而农村老年人的这一比例仅为3.25%。农村地区社会养老服务资源远较城市地区匮乏的深层次原因是"一品两制"和农村老年人的低购买力（褚雪景，2012）。"一品两制"是指我国政府对同一种（准）公共品在城市和农村、城市居民和农村居民之间采取两种不同的成本补偿和收益分享制度。城市地区的（准）公共品的生产成本主要由政府的工商税收负担，而政府在农村（准）公共品上的投入长期不足；此外，即使达到退休年龄，大多数城市老年人也有较高的养老金或退休金。而农村地区经济落后，大部分农村老年人的经济收入非常有限，无心也无力购买服务类产品。上述两个原因共同导致了城市居民和农村居民在（准）公共品的可及性和可得性上的差异，即城市居民（准）公共品的可及性和可得性比农村居民更强。

五　小结

本章主要分析贫困对老年人生活满意度的影响及城乡差异，以及社会支持在贫困对老年人生活满意度影响中的调节作用及城乡差异。

表4-18展示了本章中贫困对总体老年人和城乡老年人生活满意度影响的总结，主要发现如下。

第一，绝对贫困和相对贫困对总体老年人的生活满意度具有稳定的显著影响。经济收入状况越差，老年人对生活满意的可能性越低；相对贫困程度越严重，老年人对生活满意的可能性越低。

第二，绝对贫困和相对贫困对老年人生活满意度的影响都具有城乡差异。与绝对贫困和相对贫困对农村老年人生活满意度的不良影响相比，绝对贫困和相对贫困对城市老年人生活满意度的不良影响都更为严重。

表4-18　贫困对老年人生活满意度的影响及城乡差异总结

		总体老年人	城市老年人	农村老年人
绝对贫困	收入低于最低生活标准	0.741 ***	0.618 ***	0.866
	绝对收入对数	1.103 ***	1.133 ***	1.072 *
相对贫困	Podder 指数	0.935 ***	0.927 ***	0.946 *
	收入百分位排序	1.886 ***	2.256 ***	1.447 +

注: $^+ p < 0.1$, $^* p < 0.05$, $^{***} p < 0.001$。

表4-19展示了本章中社会支持在贫困对总体老年人和城乡老年人生活满意度影响中调节作用的总结，主要发现如下。

第一，朋友支持在相对贫困对老年人生活满意度的不良影响中有一定缓解作用，它能够缓解 Podder 指数的不良作用，因此朋友支持是应对相对贫困对老年人生活满意度不良影响的资源。

第二，社会支持在贫困对老年人生活满意度的影响中的调节作用具有城乡差异。朋友支持是应对相对贫困对城市老年人生活满意度不良影响的强有力资源，它能够同时缓解Podder指数的增长和收入百分位排序位次的下降对城市老年人生活满意度的不良影响，但朋友支持在贫困对农村老年人生活满意度的不良影响中无调节作用；社区精神服务在相对贫困对城市老年人生活满意度的影响中呈现负向调节作用，Podder指数的增长对使用了社区精神服务的城市老年人生活满意度有着更不利的影响，但社区精神服务在贫困对农村老年人生活满意度的影响中无调节作用。

表 4 – 19 社会支持在贫困对老年人生活满意度影响中的
调节作用及城乡差异总结

			家庭 支持	朋友 支持	社区照料 服务支持	社区精神 服务支持
总体 老年人	绝对 贫困	收入低于最低生活标准	*	*	*	*
		绝对收入对数	*	*	*	*
	相对 贫困	Podder 指数	*	+	*	*
		收入百分位排序	*	*	*	*
城市 老年人	绝对 贫困	收入低于最低生活标准	*	*	*	*
		绝对收入对数	*	*	*	*
	相对 贫困	Podder 指数	*	+	*	–
		收入百分位排序	*	+	*	*
农村 老年人	绝对 贫困	收入低于最低生活标准	*	*	*	*
		绝对收入对数	*	*	*	*
	相对 贫困	Podder 指数	*	*	*	*
		收入百分位排序	*	*	*	*

注："－"表示调节变量呈现负向调节作用，"＋"表示调节变量呈现正向调节作用，"＊"表示假设的调节变量无调节作用。

第五章 贫困对城乡老年人抑郁感的影响

以在第三章中构建的理论分析框架为指导，本章将以抑郁感为被解释变量，探讨贫困对老年人抑郁感的影响及呈现的城乡差异，以及社会支持在贫困对老年人抑郁感影响中的调节作用及呈现的城乡差异。

在理论分析框架构建中已经假设，绝对贫困和相对贫困对老年人的抑郁感具有不良影响，良好的社会支持能够缓解绝对贫困和相对贫困对老年人抑郁感的不良影响。但有关绝对贫困和相对贫困对老年人抑郁感的影响及呈现的城乡差异的研究有待进一步丰富，将社会支持分解成家庭支持、朋友支持、社区照料服务支持和社区精神服务支持，对社会支持在绝对贫困和相对贫困对老年人抑郁感影响中的调节作用及呈现的城乡差异的相关研究也有待丰富。

因此，本章的研究内容主要包括：第一，了解城乡老年人抑郁感的现状及不同贫困状况下的城乡老年人抑郁感差异；第二，分析绝对贫困和相对贫困对老年人抑郁感的影响及城乡差异；第三，分析家庭支持、朋友支持、社区照料服务支持和社区精神服务支持在贫困对老年人抑郁感影响中的调节作用及呈现的城乡差异。

一 研究设计

（一）变量的测量

1. 因变量

因变量是老年人的抑郁感状况。2014 年的 CLASS 收集了老年人一些情绪状况变量，该调查组在其报告中指出，其中 9 个情绪状况变量用于测量老年人的抑郁感状况（中国人民大学中国调查与数据中心，2014）。因此，本研究将通过将这 9 个情绪状况变量加总，考察老年人的抑郁感状况。9 个测量老年人抑郁感状况的变量如表 5 - 1 所示。

表 5 - 1 CLASS 2014 中对老年人抑郁感状况的测量

	条目	没有	有时	经常	无法回答
1	过去一周您觉得自己心情很好吗？	1	2	3	缺失值
2	过去一周您觉得自己孤单吗？	1	2	3	缺失值
3	过去一周您觉得自己心里难过吗？	1	2	3	缺失值
4	过去一周您觉得自己的日子过得很不错吗？	1	2	3	缺失值
5	过去一周您觉得不想吃东西吗？	1	2	3	缺失值
6	过去一周您睡眠不好吗？	1	2	3	缺失值
7	过去一周您觉得自己不中用了吗？	1	2	3	缺失值
8	过去一周您觉得自己没事可做吗？	1	2	3	缺失值
9	过去一周您觉得生活中有很多乐趣（有意思的事情）吗？	1	2	3	缺失值

可以看出，条目 1、条目 4 和条目 9 是正向条目，这三个

条目的情况出现的频率越高，老年人的抑郁感越弱；而其他
条目是负向条目，这些条目的情况出现的频率越高，老年人
的抑郁感越强。基于此，本书对第 1 个、第 4 个和第 9 个条
目的选项号做逆序处理，使得所有条目出现的频率越高都代
表老年人抑郁感状况越严重。

信度检验得出，表 5 - 1 的量表总体 Cronbach's α 系数为
0.755，因此，能够将量表中的所有条目进行加总，对抑郁
感状况进行测量。对各条目回答"没有""有时""经常"
分别赋值 1、2 和 3，"无法回答"处理为"缺失值"，各条
目加总得分即抑郁得分。该变量是连续变量，其取值为 9 ~
27 之间，分值越高，代表老年人的抑郁感得分越高，即抑
郁感越强。

表 5 - 2 提供了因变量抑郁感的描述性统计分析结果。

表 5 - 2　老年人抑郁感的描述性统计

变量	总体		城市		农村	
	均值	标准差	均值	标准差	均值	标准差
抑郁感得分	13.50	3.55	13.06	3.34	14.32	3.77

2. 关键自变量

关键自变量是贫困，包括绝对贫困和相对贫困。具体操
作化和描述性统计分析结果与第四章一致，此处不再赘述。

3. 调节变量

调节变量是社会支持，包括家庭支持、朋友支持、社区
照料服务支持和社区精神服务支持。具体操作化和描述性统
计分析结果与第四章一致，此处不再赘述。

4．控制变量

控制变量的选取与操作化和描述性统计分析结果都与第四章一致，此处不再赘述。

（二）数据分析方法

通过第四章第一部分中的共线性分析发现，无论是总体老年人，还是城市老年人，抑或是农村老年人的贫困各指标与社会支持的四个维度都不存在多重共线性，因此能够将其同时作为解释变量纳入总体老年人、城市老年人和农村老年人抑郁感影响因素的回归分析模型中。

与第三章一致，本章在进行回归分析时也将利用随机效应模型。由于抑郁感是连续变量，所以，本研究中所指的多层次模型是指多层次线性模型。多层次线性模型包括线性随机截距模型和线性随机系数模型。在下文的分析中，如果分层 OLS 模型的似然比率通过显著性检验，将保留分层 OLS 随机截距模型。

依据本章的研究目标，首先，对城乡老年人抑郁感的总体状况和不同贫困状况的城乡老年人抑郁感差异进行分析；其次，构建分层 OLS 模型，估计贫困对老年人抑郁感的影响及城乡差异；最后，构建分层 OLS 模型，估计社会支持在贫困对老年人抑郁感影响中的调节作用及其呈现的城乡差异。

当探讨贫困对城乡老年人抑郁感的影响时，以抑郁感为因变量，以贫困的四个指标分别为自变量，将包括年龄、性别、文化程度等涵盖个体层面特征、家庭层面特征和社会层面特征的 19 个变量作为控制变量。具体的实证安排是：首先，针对全样本，运用随机截距模型和最大似然法，进行分层（个人 – 社区）OLS 回归分析，探究贫困对老年人抑郁感的影响；然后，针对城市老年人和农村老年人两个子样本，分别构建分层 OLS 模型，考察贫困对老年人抑郁感影响的城乡差异。该部分分析中，层 2 解释变量包括测量贫困的变量、社区照料服务和社区精神服务，其他解释变量均为层 1 的解释变量，分层 OLS 模型如公式 5 – 1 所示。

层 1：

抑郁感得分 $= \beta_0 + \beta_1 \times$（年龄）$+ \beta_2 \times$（性别）$+ \beta_3 \times$（文化程度）$+ \beta_4 \times$（ADL 失能状况）$+ \beta_5 \times$（IADL 失能状况）$+ \beta_6 \times$（遭遇重大负面事件）$+ \beta_7 \times$（经历重大正面事件）$+ \beta_8 \times$（自我老化态度）$+ \beta_9 \times$（一般老化态度）$+ \beta_{10} \times$（婚姻状况）$+ \beta_{11} \times$（同住人数）$+ \beta_{12} \times$（子女数）$+ \beta_{13} \times$（家庭隔离）$+ \beta_{14} \times$（户口）$+ \beta_{15} \times$（在工作）$+ \beta_{16} \times$（社会活动参与）$+ \beta_{17} \times$（朋友隔离）

$$(5-1)$$

层 2：

$\beta_0 = \gamma_{00} + \gamma_{01} \times$（贫困）$+ \gamma_{02} \times$（社区照料服务）$+ \gamma_{03} \times$（社区精神服务）$+ u_0$

$\beta_1 = \gamma_{10}$

$\beta_2 = \gamma_{20}$

$\beta_3 = \gamma_{30}$

$\beta_4 = \gamma_{40}$

$\beta_5 = \gamma_{50}$

$\beta_6 = \gamma_{60}$

$\beta_7 = \gamma_{70}$

$\beta_8 = \gamma_{80}$

$\beta_9 = \gamma_{90}$

$$\beta_{10} = \gamma_{100}$$

$$\beta_{11} = \gamma_{110}$$

$$\beta_{12} = \gamma_{120}$$

$$\beta_{13} = \gamma_{130}$$

$$\beta_{14} = \gamma_{140}$$

$$\beta_{15} = \gamma_{150}$$

$$\beta_{16} = \gamma_{160}$$

$$\beta_{17} = \gamma_{170}$$

其中，贫困分别以收入低于最低生活标准、绝对收入对数、Podder 指数和收入百分位排序为特征。

与第四章类似，当探讨社会支持在贫困对城乡老年人抑郁感影响中的调节作用时，将生成贫困的四个指标与社会支持四个维度的交互项，然后以贫困对老年人抑郁感影响的各回归模型为基础模型，将各交互项作为自变量分别纳入基础模型中。

探讨社会支持在贫困对城乡老年人抑郁感影响中调节作用的具体实证安排是：首先，针对全样本，运用随机截距模型和最大似然法，进行分层（个人－社区）OLS 回归分析，探究社会支持在贫困对总体老年人抑郁感影响中的调节作用；然后，针对城市老年人和农村老年人两个子样本，分别构建分层 OLS 模型，考察社会支持在贫困对老年人抑郁感影响中调节作用的城乡差异。该部分分析中，层 2 解释变量包括测量贫困的变量、社区照料服务和社区精神服务，以及贫困各指标与社会支持各指标的交互项，层 1 的解释变量与贫困对老年人生活满意度影响回归分析中的层 1 的解释变量一致，分层 OLS 模型如公式 5 - 2 所示。

层 1：

抑郁感得分 $= \beta_0 + \beta_1 \times$（年龄）$+ \beta_2 \times$（性别）$+ \beta_3 \times$（文化程度）$+ \beta_4 \times$（ADL 失能状况）$+ \beta_5 \times$（IADL 失能状况）$+ \beta_6 \times$（遭遇重大负面事件）$+ \beta_7 \times$（经历重大正面事件）$+ \beta_8 \times$（自我老化态度）$+ \beta_9 \times$（一般老化态度）$+ \beta_{10} \times$（婚姻状况）$+ \beta_{11} \times$（同住人数）$+ \beta_{12} \times$（子女数）$+ \beta_{13} \times$（家庭隔离）$+ \beta_{14} \times$（户口）$+ \beta_{15} \times$（在工作）$+ \beta_{16} \times$（社会活动参与）$+ \beta_{17} \times$（朋友隔离）$+ e$ （5 - 2）

层 2：

$\beta_0 = \gamma_{00} + \gamma_{01} \times$（贫困）$+ \gamma_{02} \times$（社区照料服务）$+ \gamma_{03} \times$（社区精神服务）$+ \gamma_{04} \times$（贫困 × 社会支持）$+ u_0$

$\beta_1 = \gamma_{10}$

$\beta_2 = \gamma_{20}$

$\beta_3 = \gamma_{30}$

$\beta_4 = \gamma_{40}$

$\beta_5 = \gamma_{50}$

$\beta_6 = \gamma_{60}$

$\beta_7 = \gamma_{70}$

$\beta_8 = \gamma_{80}$

$\beta_9 = \gamma_{90}$

$\beta_{10} = \gamma_{100}$

$\beta_{11} = \gamma_{110}$

$\beta_{12} = \gamma_{120}$

$\beta_{13} = \gamma_{130}$

$\beta_{14} = \gamma_{140}$

$\beta_{15} = \gamma_{150}$

$$\beta_{16} = \gamma_{160}$$

$$\beta_{17} = \gamma_{170}$$

当贫困以收入低于最低生活标准为衡量标准时：

$$\beta_0 = \gamma_{00} + \gamma_{01} \times （收入低于最低生活标准） + \gamma_{02} \times （社区照料服务） +$$
$$\gamma_{03} \times （社区精神服务） + \gamma_{04} \times （收入低于最低生活标准 \times 家庭隔离） + u_0$$

或者

$$\beta_0 = \gamma_{00} + \gamma_{01} \times （收入低于最低生活标准） + \gamma_{02} \times （社区照料服务） +$$
$$\gamma_{03} \times （社区精神服务） + \gamma_{04} \times （收入低于最低生活标准 \times 朋友隔离） + u_0$$

或者

$$\beta_0 = \gamma_{00} + \gamma_{01} \times （收入低于最低生活标准） + \gamma_{02} \times （社区照料服务） +$$
$$\gamma_{03} \times （社区精神服务） + \gamma_{04} \times （收入低于最低生活标准 \times 社区照料服务） + u_0$$

或者

$$\beta_0 = \gamma_{00} + \gamma_{01} \times （收入低于最低生活标准） + \gamma_{02} \times （社区照料服务） +$$
$$\gamma_{03} \times （社区精神服务） + \gamma_{04} \times （收入低于最低生活标准 \times 社区精神服务） + u_0$$

当贫困以绝对收入对数为特征时：

$$\beta_0 = \gamma_{00} + \gamma_{01} \times （绝对收入对数） + \gamma_{02} \times （社区照料服务） + \gamma_{03} \times （社区精神服务） + \gamma_{04} \times （绝对收入对数 \times 家庭隔离） + u_0$$

或者

$$\beta_0 = \gamma_{00} + \gamma_{01} \times （绝对收入对数） + \gamma_{02} \times （社区照料服务） + \gamma_{03} \times （社区精神服务） + \gamma_{04} \times （绝对收入对数 \times 朋友隔离） + u_0$$

或者

$\beta_0 = \gamma_{00} + \gamma_{01} \times （绝对收入对数） + \gamma_{02} \times （社区照料服务） + \gamma_{03} \times （社区精神服务） + \gamma_{04} \times （绝对收入对数 \times 社区照料服务） + u_0$

或者

$\beta_0 = \gamma_{00} + \gamma_{01} \times （绝对收入对数） + \gamma_{02} \times （社区照料服务） + \gamma_{03} \times （社区精神服务） + \gamma_{04} \times （绝对收入对数 \times 社区精神服务） + u_0$

当贫困以 Podder 指数为特征时：

$\beta_0 = \gamma_{00} + \gamma_{01} \times （Podder 指数） + \gamma_{02} \times （社区照料服务） + \gamma_{03} \times （社区精神服务） + \gamma_{04} \times （Podder 指数 \times 家庭隔离） + u_0$

或者

$\beta_0 = \gamma_{00} + \gamma_{01} \times （Podder 指数） + \gamma_{02} \times （社区照料服务） + \gamma_{03} \times （社区精神服务） + \gamma_{04} \times （Podder 指数 \times 朋友隔离） + u_0$

或者

$\beta_0 = \gamma_{00} + \gamma_{01} \times （Podder 指数） + \gamma_{02} \times （社区照料服务） + \gamma_{03} \times （社区精神服务） + \gamma_{04} \times （Podder 指数 \times 社区照料服务） + u_0$

或者

$\beta_0 = \gamma_{00} + \gamma_{01} \times （Podder 指数） + \gamma_{02} \times （社区照料服务） + \gamma_{03} \times （社区精神服务） + \gamma_{04} \times （Podder 指数 \times 社区精神服务） + u_0$

当贫困以收入百分位排序为特征时：

$\beta_0 = \gamma_{00} + \gamma_{01} \times （收入百分位排序） + \gamma_{02} \times （社区照料服务） + \gamma_{03} \times （社区精神服务） + \gamma_{04} \times （收入百分位排序 \times 家庭隔离） + u_0$

或者

$\beta_0 = \gamma_{00} + \gamma_{01} \times$（收入百分位排序）$+ \gamma_{02} \times$（社区照料服务）$+ \gamma_{03} \times$（社区精神服务）$+ \gamma_{04} \times$（收入百分位排序 $\times$ 朋友隔离）$+ u_0$

或者

$\beta_0 = \gamma_{00} + \gamma_{01} \times$（收入百分位排序）$+ \gamma_{02} \times$（社区照料服务）$+ \gamma_{03} \times$（社区精神服务）$+ \gamma_{04} \times$（收入百分位排序 $\times$ 社区照料服务）$+ u_0$

或者

$\beta_0 = \gamma_{00} + \gamma_{01} \times$（收入百分位排序）$+ \gamma_{02} \times$（社区照料服务）$+ \gamma_{03} \times$（社区精神服务）$+ \gamma_{04} \times$（收入百分位排序 $\times$ 社区精神服务）$+ u_0$

二 不同贫困状况城乡老年人抑郁感差异性分析

在本部分中，首先对老年人抑郁感现状进行分析，了解总体老年人、城市老年人和农村老年人抑郁感的基本状况。为了更为详细地呈现老年人的抑郁感状况，将进一步比较分析不同贫困状况的总体老年人、城市老年人和农村老年人的抑郁感状况。

（一）老年人抑郁感基本状况

图 5 - 1 呈现了总体老年人、城市老年人和农村老年人抑郁感的平均得分情况。从图中可以看出，总体老年人的抑郁感平均得分为 13.50 分。农村老年人的抑郁感平均得分为 14.32 分，比城市老年人的抑郁感平均得分高 1.26 分。方差齐性检验显示，城市老年人和农村老年人的抑郁感得分具有显著差异。可见，农村老年人的抑郁感比城市老年人更严重。

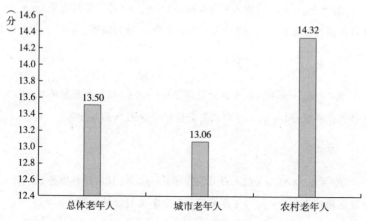

图 5 - 1　老年人的抑郁感平均得分

（二）老年人抑郁感状况的结构差异

不同贫困状况的老年人抑郁感是否具有差异？抑郁感是定距变量，收入低于最低生活标准是二分类变量，因此将通过方差齐性检验对不同收入状况的老年人抑郁感的差异进行分析（见表 5 - 3）。抑郁感是定距变量，老年人绝对收入对数、Podder 指数和收入百分位排序都是定距变量，因此将运用相关分析对老年人抑郁感与绝对收入对数、Podder 指数和收入百分位排序之间的相关关系进行初步考察（见表 5 - 4）。

表 5 - 3 显示，在总体老年人中，收入达到最低生活标准的样本的抑郁感平均得分显著低于收入低于最低生活标准的样本，前者的抑郁感平均得分为 13.17 分，后者的抑郁感平均得分比前者高出 1.63 分。收入达到最低生活标准的城市老年人抑郁感平均得分也显著低于收入低于最低生活标准的城市老年人，前者的抑郁感平均得分（12.87 分）比后者低

1.43 分。收入达到最低生活标准的农村老年人的抑郁感平均
得分（13.90 分）也显著低于收入低于最低生活标准的农村
老年人的抑郁感平均得分（15.18 分）。可见，收入达到最低
生活标准的城乡老年人的抑郁感程度比收入低于最低生活标
准的城市老年人更为轻微。

表 5 - 3　收入达到最低生活标准与收入低于最低生活标准老年人的
抑郁感平均得分及其差异

单位：分

	总体老年人	城市老年人	农村老年人
收入达到最低生活标准	13.17	12.87	13.90
收入低于最低生活标准	14.80	14.30	15.18
方差齐性检验（p 值）	0.000	0.000	0.000

资料来源：根据 2014 年中国老年社会追踪调查（CLASS）数据整理得出。

表 5 - 4 显示，总体老年人的绝对收入对数与其抑郁感得
分显著负相关，即个人年总收入越高，老年人的抑郁感得分
越低，抑郁感越轻微。城市老年人和农村老年人的绝对收入
对数与抑郁感的相关关系与总体老年人一致，也呈显著负相
关，即城市老年人的个人年总收入越高，其抑郁感越弱，农
村老年人的个人年总收入越高，其抑郁感越弱。Podder 指数
与总体老年人的抑郁感得分显著正相关，即 Podder 指数越高，
老年人的抑郁感得分也越高。Podder 指数与抑郁感得分正相
关关系在子样本城市老年人和农村老年人中也通过了显著性
检验。收入百分位排序与总体老年人抑郁感得分负相关，且
通过了显著性检验，即收入百分位排序位次越高，老年人的
抑郁感得分越低。收入百分位排序与抑郁感得分的负相关关

系，在城市老年人样本和农村老年人样本中都通过了显著性检验。综上，初步相关分析显示，绝对收入对数和收入百分位排序与城乡老年人的抑郁感显著负相关，Podder 指数与城乡老年人的抑郁感显著正相关。

表 5 - 4　绝对收入对数、**Podder** 指数和收入百分位排序
与老年人抑郁感的相关关系

	抑郁感		
	总体老年人	城市老年人	农村老年人
绝对收入对数	− 0.1989 ***	− 0.1631 ***	− 0.1288 ***
Podder 指数	0.0912 ***	0.1032 ***	0.1203 ***
收入百分位排序	− 0.1486 ***	− 0.1322 ***	− 0.1836 ***

注：*** $p < 0.001$。
资料来源：2014 年中国老年社会追踪调查（CLASS）。

综上可知，城乡老年人的绝对贫困越严重，其抑郁感越强；相对贫困越严重，其抑郁感也越强。

三　贫困对城乡老年人抑郁感的影响分析

（一）贫困对总体老年人抑郁感的影响分析

在前文描述分析、方差分析和相关分析的基础上，本部分将以老年人的抑郁感为被解释变量，收入达到最低生活标准和绝对收入对数分别为自变量，年龄、性别、婚姻状况等19 个变量为控制变量，构建个人 - 社区的分层 OLS 回归模型，探讨绝对贫困对老年人抑郁感的影响；同时，也分别以 Podder 指数和收入百分位排序为自变量，探讨相对贫困对老

年人抑郁感的影响。模型的回归结果如表 5 − 5 所示。

表 5 − 5 老年人抑郁感影响因素的分层 OLS 回归分析 （*N* = 6331）

	模型 1	模型 2	模型 3	模型 4
收入低于最低生活标准 （否 = 参照组）	0. 513 *** (0. 104)			
绝对收入对数		− 0. 115 *** (0. 024)		
Podder 指数			0. 062 *** (0. 016)	
收入百分位排序				− 0. 652 *** (0. 128)
年龄组 （低龄 = 参照组）				
中龄	− 0. 394 *** (0. 093)	− 0. 382 *** (0. 093)	− 0. 391 *** (0. 093)	− 0. 379 *** (0. 093)
高龄	− 0. 718 *** (0. 147)	− 0. 701 *** (0. 147)	− 0. 708 *** (0. 147)	− 0. 692 *** (0. 147)
性别 （女 = 参照组）	− 0. 145 + (0. 080)	− 0. 130 (0. 080)	− 0. 127 (0. 081)	− 0. 086 (0. 082)
文化程度 （小学及以下 = 参照组）				
初中	− 0. 165 + (0. 095)	− 0. 155 (0. 096)	− 0. 186 + (0. 095)	− 0. 172 + (0. 095)
高中及以上	− 0. 303 ** (0. 113)	− 0. 262 * (0. 115)	− 0. 269 * (0. 115)	− 0. 227 + (0. 116)
ADL 失能状况	0. 209 *** (0. 053)	0. 205 *** (0. 053)	0. 204 *** (0. 053)	0. 205 *** (0. 053)
IADL 失能状况	0. 307 *** (0. 034)	0. 310 *** (0. 034)	0. 314 *** (0. 034)	0. 310 *** (0. 034)
遭遇重大负面事件 （否 = 参照组）	0. 553 *** (0. 087)	0. 554 *** (0. 087)	0. 550 *** (0. 087)	0. 557 *** (0. 087)

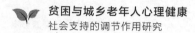
续表

	模型 1	模型 2	模型 3	模型 4
经历重大正面事件 （否 = 参照组）	- 0.298 * (0.123)	- 0.302 * (0.123)	- 0.308 * (0.123)	- 0.310 * (0.123)
自我老化态度	0.248 *** (0.011)	0.248 *** (0.011)	0.248 *** (0.011)	0.248 *** (0.011)
一般老化态度	- 0.178 *** (0.013)	- 0.178 *** (0.013)	- 0.180 *** (0.013)	- 0.178 *** (0.013)
婚姻状况 （无配偶 = 参照组）	- 0.707 *** (0.091)	- 0.717 *** (0.091)	- 0.711 *** (0.091)	- 0.700 *** (0.091)
同住人数	- 0.119 *** (0.022)	- 0.119 *** (0.022)	- 0.110 *** (0.022)	- 0.113 *** (0.022)
子女数	0.016 (0.032)	0.015 (0.032)	0.026 (0.032)	0.021 (0.032)
家庭隔离 （没有 = 参照组）	1.146 *** (0.113)	1.144 *** (0.113)	1.151 *** (0.113)	1.135 *** (0.113)
户口 （农村 = 参照组）	- 0.410 *** (0.123)	- 0.357 ** (0.125)	- 0.546 *** (0.124)	- 0.515 *** (0.123)
在工作 （否 = 参照组）	- 0.223 * (0.105)	- 0.233 * (0.104)	- 0.260 * (0.104)	- 0.209 * (0.105)
社会活动参与	- 0.062 (0.058)	- 0.064 (0.058)	- 0.068 (0.058)	- 0.065 (0.058)
朋友隔离 （没有 = 参照组）	0.181 * (0.081)	0.188 * (0.081)	0.175 * (0.081)	0.173 * (0.081)
社区照料服务 （没有 = 参照组）	- 0.112 (0.191)	- 0.101 (0.191)	- 0.123 (0.191)	- 0.114 (0.191)
社区精神服务 （没有 = 参照组）	- 0.245 (0.183)	- 0.245 (0.184)	- 0.261 (0.184)	- 0.250 (0.183)
常数项	12.642 *** (0.263)	13.755 *** (0.327)	12.314 *** (0.290)	13.045 *** (0.266)

	模型 1	模型 2	模型 3	模型 4
随机效应系数				
社区层面的方差	0.672 (0.878)	0.675 (0.088)	0.715 (0.082)	0.702 (0.090)
个人层面的方差	8.280 (0.153)	8.280 (0.153)	8.272 (0.153)	8.264 (0.156)
似然比率	153.06 ***	153.46 ***	162.99 ***	160.66 ***

注：$^+ p < 0.1$，$^* p < 0.05$，$^{**} p < 0.01$，$^{***} p < 0.001$；小括号内是标准误。

资料来源：2014 年中国老年社会追踪调查（CLASS）。

下文将对表 5-5 的回归结果进行解释。

1. 贫困对老年人抑郁感的影响

绝对贫困对老年人抑郁感的影响。模型 1 显示，收入低于最低生活标准对老年人抑郁感呈非常显著的正向影响，与收入达到最低生活标准的老年人相比，收入低于最低生活标准的老年人抑郁感得分更高。模型 2 显示，绝对收入对数对老年人抑郁感呈非常显著的负向影响，个人年总收入越高，老年人抑郁感得分越低。因此，绝对贫困与老年人抑郁感显著相关，处于绝对贫困状态的老年人比没有处于绝对贫困状态的老年人抑郁感更强。

相对贫困对老年人抑郁感的影响。模型 3 显示，Podder 指数对老年人抑郁感呈非常显著的正向影响，Podder 指数越高，老年人抑郁感得分越高。模型 4 显示，收入百分位排序对老年人抑郁感呈非常显著的负向影响，收入百分位排序位次越高，老年人抑郁感得分越低。因此，相对贫困与老年人抑郁感显著相关，相对贫困程度越高的老年人抑郁感越强。

2. 控制变量对老年人抑郁感的影响

从年龄特征来看，不同年龄段的老年人抑郁感具有显著差异，老年人的抑郁感随着年龄的增长而减轻。可能原因是，与低龄老年人相比，高龄老年人尝尽世间百态，心态更趋向于平和，能够更好地控制自己的情绪，不太容易受到外界影响。从文化程度特征来看，不同文化程度的老年人抑郁感具有差异，受教育程度越高，老年人的抑郁感程度越低，但模型 2 中初中文化程度对抑郁感得分的负向影响没有通过显著性检验。ADL 失能状况和 IADL 失能状况都呈显著的正向影响，即 ADL 失能状况和 IADL 失能状况越严重，老年人的抑郁感得分越高，抑郁感越强。可见，老年人身体健康状况越好，抑郁感程度越低。遭遇重大负面事件呈显著正向影响，即遭遇了重大负面事件的老年人比没有遭遇重大负面事件的老年人抑郁感得分更高，抑郁感更强。这显然与事实经验相吻合。经历重大正面事件显著负向影响老年人的抑郁感得分，即经历重大正面事件的老年人抑郁感得分比没有经历过重大正面事件的老年人抑郁感得分更低，抑郁感更弱。正面事件会给老年人带来开心、喜欢、欢愉等正面情绪，自然有利于改善老年人的抑郁感。自我老化态度和一般老化态度都呈显著影响，自我老化态度越积极，老年人抑郁感得分越低，一般老化态度越积极，老年人的抑郁感得分也越低。婚姻状况呈负向影响，与无配偶的老年人相比，有配偶的老年人的抑郁感得分更低，抑郁程度更为轻微。同住人数呈显著的负向影响，同住人数越多，老年人的抑郁感得分越低。我国老年人普遍向往多代同堂的天伦之乐，且同住人数越多，老年人享有的陪伴越多，能够倾诉和分享的对象也越多。因此，同住人数越多，能够给老年人的心理健康带来越多正面的影响。家庭隔离呈显著正向影响，家庭隔离的老年人抑郁感得分比没有家庭隔离的老年人高。户口负向影响老年人的抑郁感，即与农村老年人相比，城市老年人的抑郁感得分更低，可见，老年人抑郁感的城乡分化效应非常明显。在工作对老年人的抑郁感得分呈负向影响，与目前没有在工作的老年人相比，目前在工作的老年人的抑郁感得分更低。朋友隔离呈显著正向影响，朋友隔离的老年人抑郁感得分比没有朋友隔离的老年人高。

（二）贫困对老年人抑郁感影响的城乡差异分析

前文对贫困对总体老年人抑郁感的影响进行了分析，发现绝对贫困和相对贫困对老年人抑郁感都具有显著的不良影响。在城乡二元背景下，贫困对老年人抑郁感的影响是否存在城乡差异？

为回答上述问题，下文将样本群体分为农村老年人样本和城市老年人样本两个部分，然后分别进行回归。与上文的回归分析相同，因变量是老年人的抑郁感，测量贫困的各指标分别为自变量，年龄、性别等19个变量为控制变量。回归分析结果见表5-6。

以下将对表5-6的回归结果进行解释。

1. 贫困对老年人抑郁感影响的城乡差异

收入低于最低生活标准对城市老年人和农村老年人的抑郁感都呈正向影响，即收入低于最低生活标准的城市老年人的抑郁感得分高于收入达到最低生活标准的城市老年人，收入

表 5-6　老年人抑郁感影响因素城乡差异的分层 OLS 回归分析

变量名称	城市老年人				农村老年人			
	模型 1	模型 2	模型 3	模型 4	模型 5	模型 6	模型 7	模型 8
收入低于最低生活标准（否＝参照组）	0.626 *** (0.141)				0.415 ** (0.159)			
绝对收入对数		-0.150 *** (0.029)				-0.058 (0.041)		
Podder 指数			0.069 *** (0.019)				0.042 (0.029)	
收入百分位排序				-0.643 *** (0.154)				-0.695 ** (0.230)
年龄组（低龄＝参照组）								
中龄	-0.323 ** (0.110)	-0.304 ** (0.110)	-0.314 ** (0.110)	-0.298 ** (0.110)	-0.497 ** (0.173)	-0.490 ** (0.173)	-0.502 ** (0.173)	-0.507 ** (0.173)
高龄	-0.618 *** (0.168)	-0.588 *** (0.168)	-0.599 *** (0.169)	-0.579 *** (0.169)	-0.874 ** (0.290)	-0.865 ** (0.291)	-0.877 ** (0.291)	-0.892 ** (0.290)
性别（女＝参照组）	-0.115 (0.094)	-0.087 (0.095)	-0.095 (0.095)	-0.051 (0.097)	-0.164 (0.147)	-0.176 (0.148)	-0.166 (0.149)	-0.119 (0.149)

续表

变量名称	城市老年人				农村老年人			
	模型 1	模型 2	模型 3	模型 4	模型 5	模型 6	模型 7	模型 8
文化程度（小学及以下＝参照组）								
初中	-0.102 (0.113)	-0.085 (0.113)	-0.146 (0.112)	-0.131 (0.112)	-0.160 (0.179)	-0.161 (0.179)	-0.156 (0.179)	-0.132 (0.179)
高中及以上	-0.235 ⁺ (0.123)	-0.180 (0.124)	-0.214 ⁺ (0.125)	-0.177 (0.126)	-0.291 (0.313)	-0.299 (0.316)	-0.275 (0.319)	-0.210 (0.316)
ADL 失能状况	0.216 *** (0.065)	0.206 ** (0.065)	0.208 ** (0.065)	0.209 ** (0.065)	0.212 * (0.090)	0.215 * (0.090)	0.213 * (0.090)	0.214 * (0.090)
IADL 失能状况	0.284 *** (0.042)	0.288 *** (0.042)	0.288 *** (0.042)	0.286 *** (0.042)	0.331 *** (0.058)	0.338 *** (0.058)	0.342 *** (0.058)	0.332 *** (0.058)
遭遇重大负面事件（否＝参照组）	0.650 *** (0.107)	0.646 *** (0.107)	0.640 *** (0.107)	0.648 *** (0.107)	0.446 ** (0.147)	0.451 ** (0.147)	0.450 ** (0.147)	0.456 ** (0.147)
经历重大正面事件（否＝参照组）	-0.244 ⁺ (0.145)	-0.251 ⁺ (0.145)	-0.240 ⁺ (0.145)	-0.244 ⁺ (0.145)	-0.422 ⁺ (0.225)	-0.429 ⁺ (0.225)	-0.448 * (0.225)	-0.452 * (0.224)
自我老化态度	0.248 *** (0.013)	0.248 *** (0.013)	0.249 *** (0.013)	0.248 *** (0.013)	0.251 *** (0.020)	0.251 *** (0.020)	0.250 *** (0.020)	0.249 *** (0.020)

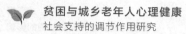

续表

变量名称	城市老年人				农村老年人			
	模型 1	模型 2	模型 3	模型 4	模型 5	模型 6	模型 7	模型 8
一般老化态度	-0.138*** (0.015)	-0.137*** (0.015)	-0.140*** (0.015)	-0.139*** (0.015)	-0.246*** (0.023)	-0.247*** (0.023)	-0.247*** (0.023)	-0.243*** (0.023)
婚姻状况（无配偶=参照组）	-0.701*** (0.108)	-0.715*** (0.108)	-0.694*** (0.108)	-0.691*** (0.108)	-0.779*** (0.164)	-0.796*** (0.164)	-0.800*** (0.164)	-0.773*** (0.164)
同住人数	-0.110*** (0.028)	-0.114*** (0.028)	-0.101*** (0.027)	-0.104*** (0.027)	-0.121** (0.037)	-0.117** (0.037)	-0.112** (0.037)	-0.115** (0.037)
子女数	0.043 (0.040)	0.037 (0.040)	0.054 (0.040)	0.049 (0.040)	-0.026 (0.055)	-0.022 (0.055)	-0.019 (0.055)	-0.024 (0.055)
家庭隔离（没有=参照组）	0.896*** (0.137)	0.882*** (0.137)	0.894*** (0.137)	0.878*** (0.137)	1.527*** (0.196)	1.537*** (0.196)	1.540*** (0.196)	1.525*** (0.196)
在工作（否=参照组）	-0.369* (0.147)	-0.350* (0.147)	-0.348* (0.147)	-0.334* (0.148)	-0.115 (0.157)	-0.156 (0.157)	-0.180 (0.155)	-0.102 (0.157)
社会活动参与	0.001 (0.069)	-0.006 (0.069)	-0.010 (0.069)	-0.006 (0.069)	-0.148 (0.102)	-0.150 (0.102)	-0.151 (0.102)	-0.146 (0.102)
朋友隔离（没有=参照组）	0.323*** (0.097)	0.330*** (0.097)	0.312** (0.097)	0.313** (0.097)	-0.038 (0.144)	-0.029 (0.144)	-0.035 (0.144)	-0.041 (0.144)

续表

变量名称	城市老年人				农村老年人			
	模型 1	模型 2	模型 3	模型 4	模型 5	模型 6	模型 7	模型 8
社区照料服务（没有＝参照组）	-0.157 (0.201)	-0.141 (0.200)	-0.161 (0.201)	-0.158 (0.201)	0.176 (0.504)	0.181 (0.505)	0.153 (0.505)	0.168 (0.504)
社区精神服务（没有＝参照组）	-0.363$^+$ (0.201)	-0.366$^+$ (0.201)	-0.383$^+$ (0.201)	-0.370$^+$ (0.201)	0.054 (0.401)	0.059 (0.401)	0.052 (0.401)	0.046 (0.401)
常数项	11.661*** (0.286)	13.175*** (0.398)	11.151*** (0.328)	11.969*** (0.291)	13.456*** (0.454)	14.080*** (0.560)	13.274*** (0.509)	13.862*** (0.458)
随机效应系数								
社区层面的方差	0.776 (0.112)	0.764 (0.111)	0.816 (0.116)	0.811 (0.116)	0.478 (0.145)	0.499 (0.148)	0.520 (0.151)	0.500 (0.148)
个人层面的方差	7.463 (0.170)	7.455 (0.170)	7.458 (0.170)	7.454 (0.170)	9.655 (0.303)	9.663 (0.304)	9.650 (0.304)	9.631 (0.303)
似然比率	154.38***	151.79***	161.23***	160.21***	19.44***	20.69***	21.77***	20.83***
N	4113				2218			

注：$^+$ $p<0.1$，* $p<0.05$，** $p<0.01$，*** $p<0.001$；小括号内是标准误。

资料来源：2014 年中国老年社会追踪调查（CLASS）。

低于最低生活标准的农村老年人的抑郁感得分高于收入达到最低生活标准的农村老年人。其中，收入低于最低生活标准对城市老年人抑郁感的影响在 0.001 的水平上显著，但对于农村老年人来说，收入低于最低生活标准对其抑郁感的影响仅在 0.01 的统计水平上显著，说明收入低于最低生活标准对城市老年人的抑郁感有更大的不良影响。绝对收入对数对城市老年人抑郁感有非常显著的负向影响（$p < 0.001$），个人年总收入越高，城市老年人抑郁感得分越低，抑郁感越弱。但绝对收入对数对农村老年人的抑郁感没有显著影响，说明个人年总收入对城市老年人抑郁感的缓解有更大的作用。综上，绝对贫困对城市老年人抑郁感的不利影响更为严重。

Podder 指数对城市老年人的抑郁感具有非常显著的正向影响（$p < 0.001$），Podder 指数越高，城市老年人的抑郁感得分越高，抑郁感越强。但 Podder 指数对农村老年人的抑郁感的影响没有通过显著性检验。收入百分位排序对两类老年人的抑郁感都呈显著的负向影响，即收入百分位排序位次越低，城市老年人和农村老年人的抑郁感得分越高，抑郁感越强。其中，收入百分位排序对城市老年人抑郁感的影响在 0.001 的统计水平上显著，对农村老年人抑郁感的影响在 0.01 的统计水平上显著，说明收入百分位排序对城市老年人抑郁感的不利影响更为明显。鉴于 Podder 指数仅对城市老年人抑郁感的影响通过了显著性检验，可以推知，相对贫困对城市老年人抑郁感的不利影响更为严重。

2. 控制变量对老年人抑郁感影响的城乡差异

一些控制变量，包括年龄、ADL 失能状况、IADL 失能状况、遭遇重大负面事件、经历重大正面事件、自我老化态度、一般老化态度、婚姻状况、同住人数和家庭隔离对城乡老年人抑郁感的影响都是一致的。就年龄特征而言，无论是城市老年人还是农村老年人，中龄样本和高龄样本的抑郁感得分都显著低于低龄样本。ADL失能状况和IADL失能状况与城市老年人和农村老年人的抑郁感都呈显著正相关关系，ADL失能状况和IADL失能状况越严重，城市老年人和农村老年人的抑郁感都越严重。遭遇重大负面事件和经历重大正面事件都显著影响城市老年人和农村老年人的抑郁感，遭遇重大负面事件的城市老年人和农村老年人的抑郁感得分分别高于没有遭遇重大负面事件的城市老年人和农村老年人，经历重大正面事件的城市老年人和农村老年人的抑郁感得分分别低于没有经历重大正面事件的城市老年人和农村老年人。自我老化态度显著影响城市老年人和农村老年人的抑郁感，自我老化态度越积极，城市老年人和农村老年人的抑郁感得分越低。一般老化态度显著影响两类老年人的抑郁感，一般老化态度越积极，两类老年人的抑郁感得分都越低。婚姻状况对两类老年人的抑郁感都呈显著负向影响，即有配偶的城市老年人抑郁感低于没有配偶的城市老年人，有配偶的农村老年人抑郁感低于没有配偶的农村老年人。同住人数与两类老年人的抑郁感都呈负相关，同住人数越多，城市老年人和农村老年人的抑郁感越低。可见，无论是在农村还是在城市，老年人都更喜欢住在人多热闹的大家庭中。家庭隔离对两类老年人的抑郁感都呈显著正向影响，家庭隔离的城市老年人的抑郁感强于没有家庭隔离的城市老年人，家庭隔离的农村老年人

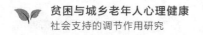

的抑郁感强于没有家庭隔离的农村老年人。

还有一些控制变量，如在工作、朋友隔离和社区精神服务对老年人抑郁感的影响表现出城乡差异。在工作对城市老年人抑郁感具有显著负向影响，在工作的城市老年人的抑郁感得分低于没有在工作的城市老年人，即没有在工作的城市老年人的抑郁感更强，但在工作对农村老年人抑郁感的影响没有通过显著性检验。朋友隔离对城市老年人抑郁感具有显著正向影响，朋友隔离的城市老年人抑郁感得分高于没有朋友隔离的城市老年人，即朋友隔离的城市老年人的抑郁感更强，但朋友隔离对农村老年人抑郁感的影响没有通过显著性检验。社区精神服务对城市老年人抑郁感的影响在 0.1 的水平下显著，与没有使用社区精神服务的城市老年人相比，使用了社区精神服务的城市老年人的抑郁感水平更低，但社区精神服务对农村老年人抑郁感的影响没有通过显著性检验。

（三）讨论

绝对贫困对老年人抑郁感具有显著影响：收入达到最低生活标准的老年人抑郁得分低于收入低于最低生活标准的老年人；绝对收入更高的老年人的抑郁感得分低于绝对收入更低的老年人。这一结论看似与孙晶晶和周清杰（2017）的研究发现不一致。他们发现，收入与老年人的抑郁状况没有显著关系。这可能是因为本研究中绝对贫困变量的生成是基于老年人的所有收入，包括老年人的自身收入、家庭转移的收入以及政府转移的收入，而孙晶晶和周清杰（2017）研究中的收入单指老年人的工资收入。事实上，对于绝大多数老年人来说，工资收入并不是其主要的收入组成部分，家庭之间的转移收入和养老金等政府的转移收入才是其最主要的收入来源，故而工资收入对老年人的抑郁状况没有显著影响。经济条件受限时，老年人的生活掌控感较弱，进而带来强烈的挫败感，对其自尊心也产生不利影响，从而导致老年人的抑郁感。

相对贫困对老年人的抑郁感具有显著影响：Podder 指数越高，老年人的抑郁感得分越高；收入百分位排序位次越低，老年人的抑郁感得分也越高。这一结论与 Eibner 等（2004）、Guesta 和 Budria（2015）、Gero 等（2017）以及温兴祥（2018）的研究结果一致。Podder 指数越高，收入百分位排序位次越低，意味着老年人的相对贫困程度越高，感受到的相对剥夺越强，不公平感、沮丧、羞耻、焦虑、怨恨等情绪也越强烈，因此抑郁感也可能越强。

绝对贫困对城市老年人抑郁感的不利影响比对农村老年人更为严重：收入低于最低生活标准对城市老年人抑郁感的不利影响比对农村老年人严重；更低的绝对收入仅对城市老年人抑郁感具有不利影响。如前文指出，一方面，土地能够为农村老年人提供一定的生活物资，而城市老年人则缺乏土地这一生活保障；另一方面，城市的生活成本高于农村，低经济收入使城市老年人比农村老年人更加难以负担其生活成本。因此，低经济收入会给城市老年人带来比农村老年人更大的压力，使城市老年人比农村老年人有更强的生活失控感和挫败感，从而导致绝对贫困对城市老年人抑郁感的不利影响强于对农村老年人抑郁感的影响。

相对贫困对城市老年人抑郁感的不利影响比对农村老年人更为严重：Podder 指数的增长仅对城市老年人的抑郁感有显著的不利影响；收入百分位排序位次的降低对城市老年人抑郁感的不利影响更为明显。如前文指出，城市老年人的相对贫困状况比农村老年人更为严重，导致城市老年人的相对剥夺感更强，从而城市老年人感受到的不公平、沮丧、羞耻、焦虑、怨恨等不良情绪比农村老年人更为强烈，相对贫困对城市老年人抑郁感的不利影响更为严重。

四 社会支持在贫困对城乡老年人抑郁感影响中的调节作用

（一）社会支持在贫困对总体老年人抑郁感影响中的调节作用

本部分将生成贫困各维度与社会支持各维度的交互项，然后以贫困对总体老年人抑郁感的影响为基础模型，将各交互项纳入基础模型中。通过逐一地对各交互项对总体老年人抑郁感的作用进行回归分析，最后发现交互项收入低于最低生活标准×家庭隔离、绝对收入对数×家庭隔离、收入百分位排序×家庭隔离和收入百分位排序×社区照料服务呈显著影响，但交互项 Podder 指数×家庭隔离、收入低于最低生活标准×朋友隔离、绝对收入对数×朋友隔离、Podder 指数×朋友隔离、收入百分位排序×朋友隔离、收入低于最低生活标准×社区照料服务、绝对收入对数×社区照料服务、Podder

指数×社区照料服务、收入低于最低生活标准×社区精神服务、绝对收入对数×社区精神服务、Podder 指数×社区精神服务、收入百分位排序×社区精神服务的影响没有通过显著性检验。表 5-7 保留了交互项呈显著影响的回归模型。

表 5-7 社会支持在贫困对老年人抑郁感影响中的
调节作用（$N = 6331$）

变量	模型 1	模型 2	模型 3	模型 4
收入低于最低生活标准 （否 = 参照）	0.420 *** （0.111）			
家庭隔离 （没有 = 参照组）	1.009 *** （0.127）	2.199 *** （0.562）	1.492 *** （0.191）	1.135 *** （0.113）
收入低于最低生活标准 × 家庭隔离	0.608 * （0.257）			
绝对收入对数		- 0.102 *** （0.025）		
绝对收入对数 × 家庭隔离		- 0.117 + （0.061）		
收入百分位排序			- 0.545 *** （0.136）	- 0.716 *** （0.131）
收入百分位排序 × 家庭 隔离			- 0.808 * （0.348）	
社区照料服务 （没有 = 参照组）	- 0.109 （0.191）	- 0.093 （0.191）	- 0.109 （0.191）	- 0.841 * （0.347）
收入百分位排序 × 社区 照料服务				1.407 * （0.559）
年龄组（低龄 = 参照组）				
中龄	- 0.396 *** （0.093）	- 0.381 *** （0.093）	- 0.377 *** （0.093）	- 0.38 *** （0.093）

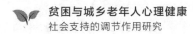
续表

变量	模型 1	模型 2	模型 3	模型 4
高龄	- 0.721 ***	- 0.705 ***	- 0.689 ***	- 0.699 ***
	(0.147)	(0.147)	(0.147)	(0.147)
性别（女 = 参照组）	- 0.147 +	- 0.131	- 0.09	- 0.083
	(0.08)	(0.08)	(0.082)	(0.082)
文化程度（小学及以下 = 参照组）				
初中	- 0.165 +	- 0.152	- 0.173 +	- 0.171 +
	(0.095)	(0.096)	(0.095)	(0.095)
高中及以上	- 0.302 **	- 0.259 *	- 0.227 *	- 0.237 *
	(0.113)	(0.115)	(0.116)	(0.116)
ADL 失能状况	0.209 ***	0.205 ***	0.205 ***	0.206 ***
	(0.053)	(0.053)	(0.053)	(0.053)
IADL 失能状况	0.306 ***	0.31 ***	0.31 ***	0.31 ***
	(0.034)	(0.034)	(0.034)	(0.034)
遭遇重大负面事件（否 = 参照组）	0.556 ***	0.554 ***	0.555 ***	0.555 ***
	(0.087)	(0.087)	(0.087)	(0.087)
经历重大正面事件（否 = 参照组）	- 0.295 *	- 0.304 *	- 0.309 *	- 0.314 *
	(0.123)	(0.123)	(0.123)	(0.123)
自我老化态度	0.248	0.248	0.248	0.247
	(0.011)	(0.011)	(0.011)	(0.011)
一般老化态度	- 0.178	- 0.178	- 0.178	- 0.178
	(0.013)	(0.013)	(0.013)	(0.013)
婚姻状况（无配偶 = 参照组）	- 0.709 ***	- 0.721 ***	- 0.701 ***	- 0.697 ***
	(0.091)	(0.091)	(0.091)	(0.091)
同住人数	- 0.117 ***	- 0.118 ***	- 0.113 ***	- 0.113 ***
	(0.022)	(0.022)	(0.022)	(0.022)
子女数	0.017	0.016	0.02	0.02
	(0.032)	(0.032)	(0.032)	(0.032)
户口（农村 = 参照组）	- 0.408 ***	- 0.351 **	- 0.515 ***	- 0.513 ***
	(0.122)	(0.125)	(0.123)	(0.123)

续表

变量	模型1	模型2	模型3	模型4
在工作（否=参照组）	-0.226*	-0.232*	-0.209*	-0.204+
	(0.105)	(0.104)	(0.105)	(0.105)
社会活动参与	-0.061	-0.066	-0.066	-0.062
	(0.058)	(0.058)	(0.058)	(0.058)
朋友隔离	0.188*	0.19*	0.175*	0.171*
（没有=参照组）	(0.081)	(0.081)	(0.081)	(0.081)
社区精神服务	-0.244	-0.246	-0.257	-0.256
（没有=参照组）	(0.183)	(0.183)	(0.183)	(0.183)
常数项	12.653	13.622	12.992	13.078
	(0.263)	(0.334)	(0.267)	(0.266)
随机效应系数				
社区层面的方差	0.668	0.623	0.706	0.701
	(0.087)	(0.088)	(0.091)	(0.090)
个人层面的方差	8.274	8.276	8.255	8.255
	(0.153)	(0.153)	(0.152)	(0.152)
似然比率	151.90***	153.05***	161.78***	161.11***

注：$^+ p < 0.1$，$^* p < 0.05$，$^{**} p < 0.01$，$^{***} p < 0.001$；小括号内是标准误。

资料来源：2014年中国老年社会追踪调查（CLASS）。

表5-7显示，家庭支持和社区照料服务在贫困对老年人抑郁感的影响中有一定的调节作用。其中，家庭支持在绝对贫困和相对贫困对老年人抑郁感的影响中都有调节作用，社区照料服务仅在相对贫困对老年人抑郁感的影响中呈现调节作用。

第一，家庭支持在绝对贫困对老年人抑郁感影响中的调节作用。模型1显示，在收入达到最低生活标准的老年人中，没有家庭隔离的老年人比家庭隔离的老年人抑郁感得分低

1.009；在收入低于最低生活标准的老年人中，没有家庭隔离的老年人比家庭隔离的老年人抑郁感得分低 1.617（1.009 + 0.608）。收入达到最低生活标准的老年人家庭隔离的抑郁感得分低于收入低于最低生活标准的老年人家庭隔离的抑郁感得分，因此，没有家庭隔离，即家庭支持能够缓解收入低于最低生活标准对老年人抑郁感的不良影响。模型 2 显示，绝对收入对数每下降 1 个单位，没有家庭隔离的老年人抑郁感得分增长 0.102［ - （ -0.102）］，家庭隔离的老年人抑郁感得分增长 0.219 ｛ - ［（ -0.102） + （ -0.117）］｝，可见，绝对收入对数下降的家庭隔离的老年人的抑郁感比没有家庭隔离的老年人的抑郁感更强，家庭支持能够缓解收入的减少对老年人抑郁感的不良影响。综上，家庭支持能够缓解绝对贫困对老年人抑郁感的不良影响，且该缓解作用具有稳定性。

第二，家庭支持在相对贫困对老年人抑郁感影响中的调节作用。模型 3 显示，收入百分位排序每降低 1 个位次，没有家庭隔离的老年人抑郁感得分增长 0.545［ - （ -0.545）］，家庭隔离的老年人抑郁感得分增长 1.353 ｛ - ［（ -0.545） + （ -0.808）］｝。可见，与没有家庭隔离的老年人相比，家庭隔离的老年人收入百分位排序的降低对其抑郁感加剧的作用更强。因此，家庭支持能够缓解收入百分位排序降低对老年人抑郁感的不良影响。综上，家庭支持能够缓解相对贫困对老年人抑郁感的不良影响。

第三，社区照料服务在相对贫困对老年人抑郁感影响中的调节作用。模型 4 显示，收入百分位排序下降 1 个位次，没有社区照料服务的老年人抑郁感得分增长 0.716［ - （ -0.716）］，有社

区照料服务的老年人抑郁感得分降低 0.691 ｛－〔（－0.716）＋
(1.407)〕｝。可见，与有社区照料服务的老年人相比，没有社
区照料服务的老年人收入百分位排序的下降对其抑郁感加剧
的作用更强。因此，社区照料服务能够缓解相对贫困对老年
人抑郁感的不良影响。

（二）社会支持在贫困对老年人抑郁感影响中调节作用的分城乡分析

前文对社会支持在贫困对总体老年人抑郁感影响中的调
节作用进行了考察，而社会支持在贫困对农村老年人抑郁感
影响中的缓解作用与在贫困对城市老年人抑郁感影响中的缓
解作用是否相同，这也是本书期待回答的问题。因此，下文
将分别以城市老年人样本和农村老年人样本为研究对象，探
讨社会支持在贫困对城市老年人和农村老年人抑郁感影响中
的调节作用。在对农村老年人抑郁感影响的回归分析中，交
互项 Podder 指数×家庭隔离、收入低于最低生活标准×朋友
隔离、绝对收入对数×朋友隔离、Podder 指数×朋友隔离、
收入百分位排序×朋友隔离、收入低于最低生活标准×社区
照料服务、绝对收入对数×社区照料服务、Podder 指数×社区
照料服务、收入百分位排序×社区照料服务、Podder 指数×社
区精神服务、收入百分位排序×社区精神服务的影响没有通过
显著性检验，但收入低于最低生活标准×家庭隔离、绝对收入
对数×家庭隔离、收入百分位排序×家庭隔离、收入低于最
低生活标准×社区精神服务、绝对收入对数×社区精神服务
的影响通过了显著性检验。在对城市老年人抑郁感影响的回

归分析中，交互项收入低于最低生活标准×家庭隔离、绝对收入对数×家庭隔离、收入百分位排序×家庭隔离、Podder指数×家庭隔离、收入低于最低生活标准×朋友隔离、绝对收入对数×朋友隔离、收入百分位排序×朋友隔离、绝对收入对数×社区照料服务、收入低于最低生活标准×社区精神服务、绝对收入对数×社区精神服务、Podder指数×社区精神服务、收入百分位排序×社区精神服务的影响没有通过显著性检验，而Podder指数×朋友隔离、收入低于最低生活标准×社区照料服务、Podder指数×社区照料服务、收入百分位排序×社区照料服务呈显著影响。表5-8保留了交互项呈显著影响的回归模型。

表5-8显示，家庭支持、朋友支持、社区照料服务和社区精神服务在贫困对老年人抑郁感的影响中都呈现调节作用。其中，家庭支持在绝对贫困和相对贫困对农村老年人抑郁感的影响中都呈现调节作用，朋友支持在相对贫困对城市老年人抑郁感的影响中呈现调节作用，社区照料服务在绝对贫困和相对贫困对城市老年人抑郁感的影响中都呈现调节作用，社区精神服务在绝对贫困对农村老年人抑郁感的影响中呈现调节作用。

第一，家庭支持在绝对贫困对农村老年人抑郁感影响中呈现的调节作用。模型1显示，在没有家庭隔离的农村老年人中，收入低于最低生活标准的农村老年人抑郁感得分比收入达到最低生活标准的老年人高0.254分；在家庭隔离的农村老年人中，收入低于最低生活标准的农村老年人抑郁感得分比收入达到最低生活标准的农村老年人高1.171分（0.254 + 0.917）。与没有家庭隔离的农村老年人相比，收入低于最低生活标准对家庭

表 5 - 8　社会支持在贫困对老年人抑郁感影响中调节作用的城乡差异

变量	农村 模型 1	农村 模型 2	农村 模型 3	城市 模型 4	城市 模型 5	城市 模型 6	城市 模型 7	农村 模型 8	农村 模型 9
收入低于最低生活标准（否＝参照）	0.254 (0.173)				0.672*** (0.142)			0.366* (0.161)	
家庭隔离（没有＝参照组）	1.198*** (0.240)	3.484*** (0.985)	2.248*** (0.329)	0.894*** (0.137)	0.892*** (0.137)	0.899*** (0.137)	0.877*** (0.137)	1.529*** (0.196)	1.536*** (0.196)
收入低于最低生活标准 × 家庭隔离	0.917* (0.389)								
绝对收入对数		-0.031 (0.043)							
绝对收入对数 × 家庭隔离		-0.240* (0.119)							
收入百分位排序			-0.446+ (0.247)	0.050* (0.022)					
收入百分位排序 × 家庭隔离			-1.626** (0.592)				-0.743*** (0.158)		
Podder 指数						0.078*** (0.019)			-0.052 (0.041)

续表

变量	农村 模型 1	农村 模型 2	农村 模型 3	城市 模型 4	城市 模型 5	城市 模型 6	城市 模型 7	农村 模型 8	农村 模型 9
朋友隔离 （没有＝参照组）	−0.017 (0.144)	−0.021 (0.144)	−0.024 (0.144)	−0.202 (0.323)	0.326*** (0.097)	0.312** (0.097)	0.311** (0.097)	−0.046 (0.144)	−0.028 (0.144)
Podder 指数×朋友隔离				0.063+ (0.038)					
社区照料服务 （没有＝参照组）	0.195 (0.504)	0.201 (0.505)	0.201 (0.503)	−0.167 (0.201)	−0.054 (0.205)	0.750 (0.541)	−1.00** (0.362)	0.241 (0.505)	0.237 (0.506)
收入低于最低生活标准×社区照料服务					−2.243* (0.911)				
Podder 指数×社区照料服务						−0.118+ (0.065)			
收入百分位排序×社区照料服务							1.612** (0.576)		
社区精神服务 （没有＝参照组）	0.044 (0.401)	0.054 (0.401)	0.002 (0.400)	−0.380+ (0.201)	−0.362+ (0.201)	−0.383+ (0.201)	−0.378+ (0.201)	−0.426+ (0.474)	5.165+ (2.873)
收入低于最低生活标准×社区精神服务								1.576+ (0.834)	

续表

变量	农村 模型 1	农村 模型 2	农村 模型 3	城市 模型 4	城市 模型 5	城市 模型 6	城市 模型 7	农村 模型 8	农村 模型 9
绝对收入对数×社区精神服务									-0.601+ (0.335)
年龄组（低龄=参照组）									
中龄	-0.501** (0.173)	-0.499** (0.173)	-0.510** (0.173)	-0.311** (0.110)	-0.321** (0.110)	-0.314** (0.110)	-0.298** (0.110)	-0.495** (0.173)	-0.489** (0.173)
高龄	-0.863** (0.290)	-0.859** (0.291)	-0.875** (0.290)	-0.589*** (0.169)	-0.628*** (0.168)	-0.603*** (0.169)	-0.585*** (0.169)	-0.883** (0.290)	-0.874** (0.291)
性别（女=参照组）	-0.171 (0.147)	-0.182 (0.148)	-0.144 (0.149)	-0.09 (0.095)	-0.111 (0.094)	-0.093 (0.095)	-0.046 (0.097)	-0.161 (0.147)	-0.168 (0.148)
文化程度（小学及以下=参照组）									
初中	-0.163 (0.179)	-0.160 (0.179)	-0.132 (0.179)	-0.141 (0.112)	-0.097 (0.113)	-0.147 (0.112)	-0.125 (0.112)	-0.164 (0.179)	-0.163 (0.179)
高中及以上	-0.281 (0.313)	-0.285 (0.316)	-0.203 (0.316)	-0.211+ (0.125)	-0.235+ (0.123)	-0.213+ (0.125)	-0.184 (0.126)	-0.302 (0.313)	-0.290 (0.316)
ADL 失能状况	0.210* (0.090)	0.214* (0.090)	0.206* (0.089)	0.208** (0.065)	0.217*** (0.065)	0.206** (0.065)	0.209** (0.065)	0.217* (0.090)	0.220* (0.090)

续表

变量	农村模型1	农村模型2	农村模型3	城市模型4	城市模型5	城市模型6	城市模型7	农村模型8	农村模型9
IADL 失能状况	0.331*** (0.058)	0.337*** (0.058)	0.336*** (0.058)	0.287*** (0.042)	0.282*** (0.042)	0.291*** (0.042)	0.287*** (0.042)	0.330*** (0.058)	0.337*** (0.058)
遭遇重大负面事件（否＝参照组）	0.460** (0.147)	0.456** (0.147)	0.459** (0.146)	0.644*** (0.107)	0.655*** (0.107)	0.639*** (0.107)	0.647*** (0.107)	0.448** (0.147)	0.446** (0.147)
经历重大正面事件（否＝参照组）	-0.406+ (0.224)	-0.430+ (0.225)	-0.453* (0.224)	-0.240+ (0.145)	-0.244+ (0.145)	-0.255+ (0.145)	-0.253+ (0.145)	-0.434+ (0.224)	-0.431+ (0.225)
自我老化态度	0.249*** (0.020)	0.251*** (0.020)	0.248*** (0.020)	0.249 (0.013)	0.247 (0.013)	0.248 (0.013)	0.247 (0.013)	0.251*** (0.020)	0.250*** (0.020)
一般老化态度	-0.247*** (0.023)	-0.246*** (0.023)	-0.241*** (0.023)	-0.140*** (0.015)	-0.138*** (0.015)	-0.141*** (0.015)	-0.139*** (0.015)	-0.245*** (0.023)	-0.246*** (0.023)
婚姻状况（无配偶＝参照组）	-0.791*** (0.164)	-0.814*** (0.164)	-0.790*** (0.164)	-0.691*** (0.108)	-0.701*** (0.108)	-0.689*** (0.108)	-0.689*** (0.108)	-0.789*** (0.164)	-0.795*** (0.164)
同住人数	-0.119** (0.037)	-0.116** (0.037)	-0.115** (0.037)	-0.101** (0.027)	-0.111*** (0.028)	-0.100*** (0.027)	-0.104*** (0.027)	-0.120** (0.037)	-0.117** (0.037)
子女数	-0.025 (0.055)	-0.020 (0.055)	-0.024 (0.055)	0.054 (0.040)	0.042 (0.040)	0.053 (0.040)	0.048 (0.040)	-0.025 (0.055)	-0.020 (0.055)

续表

变量	农村 模型 1	农村 模型 2	农村 模型 3	城市 模型 4	城市 模型 5	城市 模型 6	城市 模型 7	农村 模型 8	农村 模型 9
在工作 （否＝参照组）	-0.127 (0.157)	-0.156 (0.157)	-0.096 (0.157)	-0.356* (0.147)	-0.375* (0.147)	-0.348* (0.147)	-0.331* (0.147)	-0.113 (0.157)	-0.155 (0.157)
社会活动参与	-0.145 (0.102)	-0.151 (0.102)	-0.146 (0.102)	-0.008 (0.069)	0.001 (0.069)	-0.010 (0.069)	-0.005 (0.069)	-0.141 (0.102)	-0.135 (0.102)
常数项	13.534 (0.455)	13.849 (0.571)	13.758 (0.460)	11.287 (0.338)	11.664 (0.286)	11.075 (0.330)	12.026 (0.291)	13.465 (0.454)	14.014 (0.560)
随机效应系数									
社区层面的方差	0.479 (0.145)	0.498 (0.148)	0.514 (0.150)	0.819 (0.117)	0.787 (0.113)	0.814 (0.116)	0.810 (0.116)	0.476 (0.145)	0.487 (0.147)
个人层面的方差	9.630 (0.303)	9.646 (0.303)	9.589 (0.302)	7.452 (0.170)	7.447 (0.170)	7.453 (0.170)	7.439 (0.170)	9.640 (0.303)	9.656 (0.303)
似然比率	19.51***	20.66***	21.75***	162.12***	157.32***	161.18	160.78***	19.41***	19.89***
N	2218				4113			2218	

注：$^{+} p < 0.1$，$^{*} p < 0.05$，$^{**} p < 0.01$，$^{***} p < 0.001$；小括号内是标准误。

资料来源：2014 年中国老年社会追踪调查（CLASS）。

隔离的农村老年人抑郁感的影响更为严重。换句话说，没有家庭隔离，即家庭支持能够缓解收入低于最低生活标准对农村老年人抑郁感的不利影响。模型 2 显示，每下降 1 个绝对收入对数，没有家庭隔离的农村老年人抑郁感得分增长 0.031 ［ － （ － 0.031 ）］，家庭隔离的农村老年人抑郁感得分增长 0.271 ｛ － ［ （ － 0.031 ） ＋ （ － 0.240 ）］｝，即下降 1 个绝对收入对数时，家庭隔离的农村老年人的抑郁感增强的程度比没有家庭隔离的老年人更强。所以，家庭支持能够缓解收入的下降给农村老年人抑郁感带来的不良影响。综上，家庭支持能够缓解绝对贫困对农村老年人抑郁感的不良影响，且该缓解作用具有稳定性。

第二，家庭支持在相对贫困对农村老年人抑郁感影响中呈现的调节作用。模型 3 显示，收入百分位排序下降 1 个位次，没有家庭隔离的农村老年人抑郁感得分增长 0.446 ［ － （ － 0.446 ）］，家庭隔离的农村老年人抑郁感得分增长 2.072 ｛ － ［ （ － 0.446 ） ＋ （ － 1.626 ）］｝。收入百分位排序下降 1 个位次时，家庭隔离的农村老年人抑郁感增强程度比没有家庭隔离的农村老年人更大。可见，家庭支持能够缓解收入百分位排序的下降对农村老年人抑郁感的不良影响。由此推知，家庭支持能够缓解相对贫困对农村老年人抑郁感的不良影响。

第三，朋友支持在相对贫困对城市老年人抑郁感影响中呈现的调节作用。模型 4 显示，每增长 1 个 Podder 指数，没有朋友隔离的城市老年人抑郁感得分增长 0.050，朋友隔离的城市老年人的抑郁感得分增长 0.113 （0.050 ＋ 0.063）。可见，增长 1 个 Podder 指数时，没有朋友隔离的城市老年人的抑郁感增强的程度比朋友隔离的城市老年人更低。所以，朋友支持能够缓解 Podder 指数的增长对城市老年人抑郁感的不良影响。由此推之，朋友支持能够缓解相对贫困对城市老年人抑郁感的不良影响。

第四，社区照料服务在绝对贫困对城市老年人抑郁感影响中呈现的调节作用。模型 5 显示，在收入达到最低生活标准的城市老年人中，有社区照料服务的群体比没有社区照料服务的群体抑郁感得分低 0.054；在收入低于最低生活标准的城市老年人中，有社区照料服务的群体比没有社区照料服务群体的抑郁感得分低 2.297 [(-0.054) + (-2.243)]。可见，社区照料服务能够缓解收入低于最低生活标准对城市老年人抑郁感的不良影响。故而可知，社区照料服务能够缓解绝对贫困对城市老年人抑郁感的不良影响。

第五，社区照料服务在相对贫困对城市老年人抑郁感影响中呈现的调节作用。模型 6 显示，每增长 1 个 Podder 指数，没有社区照料服务的老年人抑郁感得分增长 0.078，有社区照料服务的老年人抑郁感得分下降 0.040 [(0.078) + (-0.118)]。可见，社区照料服务能够缓解 Podder 指数的增长对城市老年人抑郁感的不良影响。模型 7 显示，收入百分位排序降低 1 个位次，没有社区照料服务的城市老年人的抑郁感得分增长 0.743 [- (-0.743)]，有社区照料服务的城市老年人的抑郁感得分降低 0.869 { - [(-0.743) +1.612)]}。可见，社区照料服务能够缓解收入百分位排序降低给城市老年人抑郁感带来的不利影响。因此，社区照料服务能够缓解相对贫困对城市老年人抑郁感的不良影响，且该缓解作用具有稳定性。

第六，社区精神服务在绝对贫困对农村老年人抑郁感影响中呈现的调节作用。模型8显示，在没有使用社区精神服务的农村老年人中，收入低于最低生活标准的农村老年人抑郁感得分比收入达到最低生活标准的农村老年人高0.366；在使用了社区精神服务的农村老年人中，收入低于最低生活标准的农村老年人抑郁感得分比收入达到最低生活标准的农村老年人高1.942（0.366＋1.576）。与没有使用社区精神服务的农村老年人相比，收入低于最低生活标准对使用了社区精神服务的农村老年人抑郁感的不利影响更为严重。模型9显示，每减少1个绝对收入对数，没有使用社区精神服务的农村老年人抑郁感得分增长0.052［－（－0.052）］，使用了社区精神服务的农村老年人抑郁感得分增长0.653 ｛－［（－0.052）＋（－0.601）］｝。可见，在减少1个绝对收入对数时，使用了社区精神服务的农村老年人的抑郁感比没有使用社区精神服务的农村老年人更强，因此社区精神服务无法缓解收入的减少对农村老年人抑郁感的不良影响。综上，社区精神服务在绝对贫困对农村老年人抑郁感的影响中有负向调节作用。该调节作用看似与常识相违背，下文将对该调节作用的形成进行深入探讨。

（三）讨论

家庭支持能够缓解收入低于最低生活标准和绝对收入的减少对老年人抑郁感的不良影响，即家庭支持能够缓解绝对贫困对老年人抑郁感的不良影响；家庭支持能够缓解收入百分位排序降低对老年人抑郁感的不良影响，即家庭支持在相对贫困对老年人抑郁感的不良影响中有缓解作用。因此，家庭支持既能够缓解绝对贫困，也能够缓解相对贫困对老年人抑郁感的不良影响。家庭养老仍然是我国最主要也是最重要的养老方式。家庭养老源远流长。在整个人类社会，家庭养老都是最基本、最重要、最富有生命力的养老方式。传统的养老保障实际上是家庭保障。在中国，家庭养老早已成为一种制度化的传统，在"以家为天下，躲进小楼成一统"的家本位文化的指导下，家庭一直在发挥着养老功能。对于老年人来说，家能给其带来极强的归属感和安全感；对于年轻人来说，"孝"也一直是非常重要的课程。家庭支持资源是我国最重要也"深得老年父母心"的资源，对于缓解绝对贫困和相对贫困对老年人抑郁感的不良影响具有重要意义。

社区照料服务能够缓解收入百分位排序下降对老年人抑郁感的不良影响，即能够在一定程度上缓解相对贫困对老年人抑郁感的不良影响。尽管我国社区服务还存在需求难以得到满足、服务过剩等诸多问题，但是政府和学界对社区服务的发展已经给予高度重视，各级政府先后出台诸多政策文件推动社区服务的发展。相较于社区精神服务，社区照料服务是更低层次的社区服务，得到了相对较好的发展，因此在作为应对相对贫困的心理压力的资源时，起到了一定作用。社区照料服务的可及性能够增强老年人的社会公平感，自然有利于降低相对贫困对老年人抑郁感的不良影响。

笔者在对家庭支持在贫困对老年人抑郁感影响中调节作用的城乡差异进行考察时发现，家庭支持能够缓解收入低于最低生活标准和绝对收入的降低对农村老年人抑郁感的不良影响，即能够缓解绝对贫困对农村老年人抑郁感的不良影响。同时，也能够缓解收入百分位排序位次的下降对农村老年人抑郁感的不良影响，即能够在一定程度上缓解相对贫困对农村老年人抑郁感的不良影响。但家庭支持在城市老年人绝对贫困和相对贫困对其抑郁感的影响中没有调节作用。这可能是因为与城市老年人相比，家庭支持对于缓解农村老年人的抑郁感有着更为重要的意义。一方面，家庭支持对于农村老年人有着更为重要的实际意义。城市的社会保障体系和社会服务体系的发展比农村更为完善，当城市老年人遭遇困境时，能够在家庭之外获得比农村老年人更多的资源和帮助，所以客观上农村老年人对家庭支持的依赖性更大。另一方面，家庭支持对于农村老年人有着更为重要的精神意义。农村老年人传统的伦理价值观念更为强烈，极为看重家庭在其安享晚年中的作用，尤其是有着更为根深蒂固的"养儿防老"思想，更期冀通过家庭支持为其提供解决问题的方案。而城市老年人的思想已与现代社会接轨，所以他们不会过度看重家庭支持的作用。

朋友支持能够缓解 Podder 指数的增长对城市老年人抑郁感的不良影响，即能够在一定程度上缓解相对贫困对城市老年人抑郁感的不良影响；但朋友支持在相对贫困对农村老年人抑郁感的不良影响中没有调节作用。正如第四章第四部分指出的，农村老年人比城市老年人更热衷于攀比，在某些方面具有高度相似性的朋友是老年人攀比的重要对象。这种攀比所带来的对情绪的负面影响，会对朋友支持给情绪带来的正面影响有所抵消。

本研究在对社区照料服务在贫困对老年人抑郁感影响中调节作用的城乡差异进行考察时发现，社区照料服务能够缓解收入低于最低生活标准对城市老年人抑郁感的不良影响，即能够在一定程度上缓解绝对贫困对城市老年人抑郁感的不良影响；社区照料服务能够缓解 Podder 指数的增长和收入百分位排序位次的降低对城市老年人抑郁感的不良影响，即能够缓解相对贫困对城市老年人抑郁感的不良影响。因此，社区照料服务既能够缓解绝对贫困，也能够缓解相对贫困对城市老年人抑郁感的不良影响。但社区照料服务在绝对贫困和相对贫困对农村老年人抑郁感的不良影响中没有调节作用。可能的原因是，农村地区社区照料服务的发展远远落后于城市地区的社区照料服务（孙鹃娟、冀云，2017），难以发挥成效。利用本数据进行卡方检验的结果显示，城乡老年人对社区照料服务的使用有显著差异，使用了任意一项社区照料服务的城市老年人比例为 5.85%，而农村老年人的这一比例仅为 1.98%。

与没有使用社区精神服务的农村老年人相比，收入低于最低生活标准对使用了社区精神服务的农村老年人抑郁感的不良影响更为严重；与没有使用社区精神服务的农村老年人相比，使用了社区精神服务的农村老年人的绝对收入的抑郁感更强。社区精神服务在绝对贫困对农村老年人抑郁感的影响中有负向调节作用，换言之，社区精神服务无法作为应对绝对贫困所带来的抑郁感的资源。这并不意味着社区精神服务对农村老年人的抑郁感有不良影响。只是没有使用社区精神服务的农村老年人中收入低于最低生活标准组与收入达到最低生活标准组的抑郁感得分差（0.366），低于使用了社区精神服务的农村老年人中收入低于最低生活标准组与收入达到最低生活标准组的抑郁感得分差（1.942），没有使用社区精神服务的农村老年人收入降低产生的抑郁效应小于使用了社区精神服务的农村老年人收入降低产生的抑郁效应。这可能是因为，一方面，我国社区养老服务供给仍然非常有限，在城市已有的社区养老服务供给中，存在资金匮乏且来源单一、养老工作人员稀缺、基础性建设落后等诸多问题（周大元，2017），社区养老服务亟待发展和完善。农村经济文化的发展落后于城市地区，社区养老服务在农村的发展更为落后，难以为农村老年人提供良好的服务支持，所以难以起到减缓贫困引致的农村老年人抑郁状况的作用。另一方面，社区养老服务尤其是社区精神服务难以为农村老年人所接受，精神服务原本就在社会中尤其是老年人中被污名化。而对于农村老年人来说，利用社区精神服务更是一件有"耻感"的事（张岩松等，2016：62），家庭养老服务需求无法在家庭中得到满足，迫不得已才需要通过社区养老服务实现其需求的满足。

五　小结

本章主要分析贫困对老年人抑郁感的影响及城乡差异，以及社会支持在贫困对老年人抑郁感影响中的调节作用及城乡差异。

表5-9是对于贫困对城乡老年人抑郁感影响作用的总

结，主要发现如下。

第一，绝对贫困对总体老年人的抑郁感具有稳定的显著影响，经济收入状况越差，老年人的抑郁感越强；相对贫困对总体老年人的抑郁感也具有稳定的显著影响，相对贫困程度越严重，老年人的抑郁感越强。

第二，绝对贫困和相对贫困对老年人抑郁感的影响都具有城乡差异。与绝对贫困和相对贫困对农村老年人抑郁感的不良影响相比，绝对贫困和相对贫困对城市老年人抑郁感的不良影响更为严重。

表5-9　贫困对老年人抑郁感的影响及城乡差异总结

		总体老年人	城市老年人	农村老年人
绝对贫困	收入低于最低生活标准	0.513 ***	0.626 ***	0.415 **
	绝对收入对数	- 0.115 ***	- 0.150 ***	- 0.058
相对贫困	Podder 指数	0.062 ***	0.069 ***	0.042
	收入百分位排序	- 0.652 ***	- 0.643 ***	- 0.695 **

注：** $p < 0.01$，*** $p < 0.001$。

表5-10展示了本章中社会支持在贫困对城乡老年人抑郁感影响中调节作用的总结，主要发现如下。

第一，家庭支持是应对绝对贫困对总体老年人抑郁感不良影响强有力的资源，它能够同时缓解收入低于最低生活标准和绝对收入的减少对老年人抑郁感的不良影响，但家庭支持在贫困对城市老年人抑郁感的不良影响中无调节作用。社区照料服务是应对老年人相对贫困引致的抑郁感的资源，它能够缓解收入百分位排序位次的下降对老年人抑郁感的不良影响。

表 5 – 10 社会支持在贫困对老年人抑郁感影响中的调节作用
及城乡差异总结

			家庭支持	朋友支持	社区照料服务支持	社区精神服务支持
总体老年人	绝对贫困	收入低于最低生活标准	+	*	*	*
		绝对收入对数	+	*	*	*
	相对贫困	Podder 指数	+	*	*	*
		收入百分位排序	*	*	+	*
城市老年人	绝对贫困	收入低于最低生活标准	*	*	+	*
		绝对收入对数	*	*	*	*
	相对贫困	Podder 指数	*	*	*	*
		收入百分位排序	*	*	+	*
农村老年人	绝对贫困	收入低于最低生活标准	+	*	*	−
		绝对收入对数	+	*	*	*
	相对贫困	Podder 指数	*	*	*	*
		收入百分位排序	+	*	*	*

注："−"表示调节变量呈现负向调节作用，"+"表示调节变量呈现正向调节作用，"*"表示假设的调节变量无调节作用。

第二，社会支持在贫困对老年人抑郁感影响中的调节作用具有城乡差异。其一，家庭支持在城市老年人绝对贫困和相对贫困对其抑郁感的影响中没有调节作用，但家庭支持是农村老年人应对由绝对贫困引致的抑郁感的强有力资源，它能够同时缓解收入低于最低生活标准和绝对收入降低引致的农村老年人的抑郁感；家庭支持也能够降低相对贫困给农村老年人带来的抑郁感，它能够缓解收入百分位排序位次的下降对农村老年人抑郁感的不良影响。其二，朋友支持在相对贫困对农村老年人抑郁感的不良影响中没有调节作用，但朋友支持能够应对相对贫困给城市老年人带来的抑郁感，它能够缓解 Podder 指数的增长对城市老年人抑郁感的不良影响。其三，社区照料服务在绝对贫困和相对贫困对农村老年人抑郁感的不良影响中没有调节作用，但社区照料服务能够应对城市老年人绝对贫困对其抑郁感的不良影响，它能够缓解收入低于最低生活标准对城市老年人抑郁感的不良影响。社区照料服务也是城市老年人应对其相对贫困引致的抑郁感的强有力资源，它能够同时缓解 Podder 指数的增长和收入百分位排序位次的降低引致的城市老年人的抑郁感。其四，社区精神服务在贫困对城市老年人抑郁感的影响中无调节作用，但社区精神服务在绝对贫困对农村老年人抑郁感的不良影响中呈现负向调节作用，因此社区精神服务尚未成为缓解绝对贫困对农村老年人抑郁感不良影响的有力资源。

第六章 贫困对城乡老年人
孤独感的影响

以在第三章中构建的理论分析框架为指导，本章将以孤独感为被解释变量，探讨贫困对老年人孤独感的影响及呈现的城乡差异，以及社会支持在贫困对老年人孤独感影响中的调节作用及呈现的城乡差异。

之前在理论分析框架构建中已经说明，绝对贫困和相对贫困对城乡老年人的孤独感具有不良影响，良好的社会支持能够缓解绝对贫困和相对贫困对城乡老年人孤独感的不良影响，但绝对贫困和相对贫困对老年人孤独感的影响及呈现的城乡差异的相关研究有待进一步丰富。将社会支持分解成家庭支持、朋友支持、社区照料服务支持和社区精神服务支持，社会支持在绝对贫困和相对贫困对老年人孤独感影响中的调节作用及呈现的城乡差异的相关研究也有待丰富。

因此，本章的研究内容主要包括：第一，了解贫困城乡老年人孤独感状况及不同贫困状况下城乡老年人孤独感状况的差异；第二，分析绝对贫困和相对贫困对老年人孤独感的影响及城乡差异；第三，分析家庭支持、朋友支持、社区照料服务支持和社区精神服务支持在贫困对老年人孤独感影响中的调节作用及呈现的城乡差异。

一 研究设计

（一）变量的测量

1. 因变量

因变量是老年人的孤独感状况。问卷中设置了包含3个条目的量表用于考察老年人孤独感状况，具体如表6-1所示。本研究通过加总3个条目，考察老年人的孤独感状况。

表6-1 CLASS 2014 中对老年人孤独感状况的测量

	条目	没有	有时	经常	无法回答
1	过去一周您觉得自己没人陪伴吗？	1	2	3	缺失值
2	过去一周您觉得自己被别人忽略了吗？	1	2	3	缺失值
3	过去一周您觉得自己被别人孤立了吗？	1	2	3′	缺失值

与抑郁感的处理方式相同，为确认用于测量孤独感的3个条目的相关度足够高，能够加总以测量孤独感，同样运用内部一致性检验的方法，对量表总体的 Cronbach's α 系数进行考察。信度检验得出，表6-1的量表总体 Cronbach's α 系数为0.8173，表明能够将量表中的所有条目进行加总并对老年人孤独感进行测量。对测量孤独感各条目的赋值处理与测量抑郁感的各条目赋值处理方式相同，将3个条目赋值加总得分即孤独感得分，为连续变量，其取值介于3~9之间，分值越高，代表老年人的孤独感得分越高，即孤独感越强。

表6-2提供了因变量孤独感的描述性统计分析结果。

表 6 - 2　老年人孤独感的描述性统计

变量	总体		城市		农村	
	均值	标准差	均值	标准差	均值	标准差
孤独感得分	3.65	1.29	3.56	1.21	3.81	1.42

2. 自变量

自变量是贫困。具体操作化与第四章、第五章一致，此处不再赘述。

3. 调节变量

调节变量是社会支持。具体操作化与第四章、第五章一致，此处不再赘述。

4. 控制变量

控制变量的选取与操作化方式与第四章、第五章一致，此处不再赘述。

（二）数据分析方法

通过第四章第一部分中的共线性分析发现，无论是总体老年人还是城市老年人，抑或是农村老年人的贫困各指标与社会支持的四个维度都不存在多重共线性，因此能够将其同时作为解释变量纳入总体老年人、城市老年人和农村老年人孤独感影响因素的回归分析模型中。

与第四章和第五章一致，本章仍利用随机效应模型进行回归分析。由于孤独感是连续变量，所以，与第五章一致，如果分层 OLS 模型的似然比率通过显著性检验，将保留分层 OLS 随机截距模型。

依据本章的研究目标，首先，对城乡老年人孤独感的总体状况和结构差异进行分析；其次，构建分层 OLS 随机截距模型，估计贫困对老年人孤独感的影响及城乡差异；最后，构建分层 OLS 随机截距模型，估计社会支持在贫困对老年人孤独感影响中的调节作用及呈现的城乡差异。

当探讨贫困对城乡老年人孤独感的影响时，以孤独感为因变量，贫困的各测量指标为自变量，年龄、性别、文化程度等 19 个涵盖个人、家庭和社会三个层面特征的变量为控制变量。具体的实证安排是，首先，针对全样本，运用随机截距模型和最大似然法，进行分层（个人 – 社区）OLS 回归分析，探究贫困对总体老年人孤独感的影响；然后，针对城市老年人和农村老年人两个子样本，分别构建分层 OLS 模型，考察贫困对老年人孤独感影响的城乡差异。该部分分析中，层 2 解释变量包括测量贫困的变量，以及有关社区照料服务和社区精神服务的变量，其他解释变量均为层 1 的解释变量，分层 OLS 模型如公式 6 – 1 所示。

层 1：

孤独感得分 $= \beta_0 + \beta_1 \times$（年龄）$+ \beta_2 \times$（性别）$+ \beta_3 \times$（文化程度）$+ \beta_4 \times$（ADL 失能状况）$+ \beta_5 \times$（IADL 失能状况）$+ \beta_6 \times$（遭遇重大负面事件）$+ \beta_7 \times$（经历重大正面事件）$+ \beta_8 \times$（自我老化态度）$+ \beta_9 \times$（一般老化态度）$+ \beta_{10} \times$（婚姻状况）$+ \beta_{11} \times$（同住人数）$+ \beta_{12} \times$（子女数）$+ \beta_{13} \times$（家庭隔离）$+ \beta_{14} \times$（户口）$+ \beta_{15} \times$（在工作）$+ \beta_{16} \times$（社会活动参与）$+ \beta_{17} \times$（朋友隔离）$+ e$ （6 – 1）

层 2：

$\beta_0 = \gamma_{00} + \gamma_{01} \times$（贫困）$+ \gamma_{02} \times$（社区照料服务）$+ \gamma_{03} \times$（社区精神服务）$+ u_0$

$$\beta_1 = \gamma_{10}$$

$$\beta_2 = \gamma_{20}$$

$$\beta_3 = \gamma_{30}$$

$$\beta_4 = \gamma_{40}$$

$$\beta_5 = \gamma_{50}$$

$$\beta_6 = \gamma_{60}$$

$$\beta_7 = \gamma_{70}$$

$$\beta_8 = \gamma_{80}$$

$$\beta_9 = \gamma_{90}$$

$$\beta_{10} = \gamma_{100}$$

$$\beta_{11} = \gamma_{110}$$

$$\beta_{12} = \gamma_{120}$$

$$\beta_{13} = \gamma_{130}$$

$$\beta_{14} = \gamma_{140}$$

$$\beta_{15} = \gamma_{150}$$

$$\beta_{16} = \gamma_{160}$$

$$\beta_{17} = \gamma_{170}$$

其中，贫困分别以收入低于最低生活标准、绝对收入对数、Podder 指数和收入百分位排序为特征。

当探讨社会支持在贫困对老年人孤独感影响中的调节作用时，与第五章类似，将生成贫困的四个指标与社会支持的四个维度的交互项，然后以本章中贫困对老年人孤独感影响的各回归模型为基础模型，将各交互项作为自变量分别纳入基础模型中。

探讨社会支持在贫困对城乡老年人孤独感影响中的调节作用的具体实证安排是：首先，针对全样本，运用随机截距

模型和最大似然法，进行分层（个人 – 社区）OLS 回归分析，
探究社会支持在贫困对总体老年人孤独感影响中的调节作用；
然后，针对城市老年人和农村老年人两个子样本，分别构建
分层 OLS 模型，考察社会支持在贫困对老年人孤独感影响中
调节作用的城乡差异。

该部分分析中，层 2 解释变量包括测量贫困的变量，有
关社区照料服务和社区精神服务的变量，以及贫困各指标与
社会支持各指标的交互项；层 1 的解释变量包括贫困对老年
人生活满意度或抑郁感影响回归分析中的层 1 的解释变量，
分层 OLS 模型如公式 6 – 2 所示。

层 1：

孤独感得分 $= \beta_0 + \beta_1 \times ($年龄$) + \beta_2 \times ($性别$) + \beta_3 \times ($文化程度$) + \beta_4 \times ($ADL 失能状况$) + \beta_5 \times ($IADL 失能状况$) + \beta_6 \times ($遭遇重大负面事件$) + \beta_7 \times ($经历重大正面事件$) + \beta_8 \times ($自我老化态度$) + \beta_9 \times ($一般老化态度$) + \beta_{10} \times ($婚姻状况$) + \beta_{11} \times ($同住人数$) + \beta_{12} \times ($子女数$) + \beta_{13} \times ($家庭隔离$) + \beta_{14} \times ($户口$) + \beta_{15} \times ($在工作$) + \beta_{16} \times ($社会活动参与$) + \beta_{17} \times ($朋友隔离$) + e$ 　　　　　　(6 – 2)

层 2：

$\beta_0 = \gamma_{00} + \gamma_{01} \times ($贫困$) + \gamma_{02} \times ($社区照料服务$) + \gamma_{03} \times ($社区精神服务$) + \gamma_{04} \times ($贫困×社会支持$) + u_0$

$\beta_1 = \gamma_{10}$

$\beta_2 = \gamma_{20}$

$\beta_3 = \gamma_{30}$

$\beta_4 = \gamma_{40}$

$\beta_5 = \gamma_{50}$

$$\beta_6 = \gamma_{60}$$

$$\beta_7 = \gamma_{70}$$

$$\beta_8 = \gamma_{80}$$

$$\beta_9 = \gamma_{90}$$

$$\beta_{10} = \gamma_{100}$$

$$\beta_{11} = \gamma_{110}$$

$$\beta_{12} = \gamma_{120}$$

$$\beta_{13} = \gamma_{130}$$

$$\beta_{14} = \gamma_{140}$$

$$\beta_{15} = \gamma_{150}$$

$$\beta_{16} = \gamma_{160}$$

$$\beta_{17} = \gamma_{170}$$

当贫困以收入低于最低生活标准为衡量标准时：

$$\beta_0 = \gamma_{00} + \gamma_{01} \times (收入低于最低生活标准) + \gamma_{02} \times (社区照料服务) + \gamma_{03} \times (社区精神服务) + \gamma_{04} \times (收入低于最低生活标准 \times 家庭隔离) + u_0$$

或者

$$\beta_0 = \gamma_{00} + \gamma_{01} \times (收入低于最低生活标准) + \gamma_{02} \times (社区照料服务) + \gamma_{03} \times (社区精神服务) + \gamma_{04} \times (收入低于最低生活标准 \times 朋友隔离) + u_0$$

或者

$$\beta_0 = \gamma_{00} + \gamma_{01} \times (收入低于最低生活标准) + \gamma_{02} \times (社区照料服务) + \gamma_{03} \times (社区精神服务) + \gamma_{04} \times (收入低于最低生活标准 \times 社区照料服务) + u_0$$

或者

$$\beta_0 = \gamma_{00} + \gamma_{01} \times (收入低于最低生活标准) + \gamma_{02} \times (社区照料服务) + \gamma_{03} \times (社区精神服务) + \gamma_{04} \times (收入低于最低生活标准 \times 社区精神服务) + u_0$$

当贫困以绝对收入对数为特征时：

$$\beta_0 = \gamma_{00} + \gamma_{01} \times (绝对收入对数) + \gamma_{02} \times (社区照料服务) + \gamma_{03} \times (社区精神服务) + \gamma_{04} \times (绝对收入对数 \times 家庭隔离) + u_0$$

或者

$$\beta_0 = \gamma_{00} + \gamma_{01} \times (绝对收入对数) + \gamma_{02} \times (社区照料服务) + \gamma_{03} \times (社区精神服务) + \gamma_{04} \times (绝对收入对数 \times 朋友隔离) + u_0$$

或者

$$\beta_0 = \gamma_{00} + \gamma_{01} \times (绝对收入对数) + \gamma_{02} \times (社区照料服务) + \gamma_{03} \times (社区精神服务) + \gamma_{04} \times (绝对收入对数 \times 社区照料服务) + u_0$$

或者

$$\beta_0 = \gamma_{00} + \gamma_{01} \times (绝对收入对数) + \gamma_{02} \times (社区照料服务) + \gamma_{03} \times (社区精神服务) + \gamma_{04} \times (绝对收入对数 \times 社区精神服务) + u_0$$

当贫困以 Podder 指数为特征时：

$$\beta_0 = \gamma_{00} + \gamma_{01} \times (Podder 指数) + \gamma_{02} \times (社区照料服务) + \gamma_{03} \times (社区精神服务) + \gamma_{04} \times (Podder 指数 \times 家庭隔离) + u_0$$

或者

$$\beta_0 = \gamma_{00} + \gamma_{01} \times (Podder 指数) + \gamma_{02} \times (社区照料服务) + \gamma_{03} \times (社区精神服务) + \gamma_{04} \times (Podder 指数 \times 朋友隔离) + u_0$$

或者

$$\beta_0 = \gamma_{00} + \gamma_{01} \times (Podder 指数) + \gamma_{02} \times (社区照料服务) + \gamma_{03} \times (社区精神服务) + \gamma_{04} \times (Podder 指数 \times 社区照料服务) + u_0$$

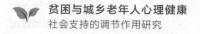
或者

$$\beta_0 = \gamma_{00} + \gamma_{01} \times (\text{Podder 指数}) + \gamma_{02} \times (\text{社区照料服务}) + \gamma_{03} \times (\text{社区精神服务}) + \gamma_{04} \times (\text{Podder 指数} \times \text{社区精神服务}) + u_0$$

当贫困以收入百分位排序为特征时:

$$\beta_0 = \gamma_{00} + \gamma_{01} \times (\text{收入百分位排序}) + \gamma_{02} \times (\text{社区照料服务}) + \gamma_{03} \times (\text{社区精神服务}) + \gamma_{04} \times (\text{收入百分位排序} \times \text{家庭隔离}) + u_0$$

或者

$$\beta_0 = \gamma_{00} + \gamma_{01} \times (\text{收入百分位排序}) + \gamma_{02} \times (\text{社区照料服务}) + \gamma_{03} \times (\text{社区精神服务}) + \gamma_{04} \times (\text{收入百分位排序} \times \text{朋友隔离}) + u_0$$

或者

$$\beta_0 = \gamma_{00} + \gamma_{01} \times (\text{收入百分位排序}) + \gamma_{02} \times (\text{社区照料服务}) + \gamma_{03} \times (\text{社区精神服务}) + \gamma_{04} \times (\text{收入百分位排序} \times \text{社区照料服务}) + u_0$$

或者

$$\beta_0 = \gamma_{00} + \gamma_{01} \times (\text{收入百分位排序}) + \gamma_{02} \times (\text{社区照料服务}) + \gamma_{03} \times (\text{社区精神服务}) + \gamma_{04} \times (\text{收入百分位排序} \times \text{社区精神服务}) + u_0$$

二 不同贫困状况城乡老年人孤独感差异性分析

在本部分中, 首先对老年人孤独感现状进行分析, 了解总体老年人、城市老年人和农村老年人孤独感的基本状况。为了更为详细地呈现老年人的孤独感状况, 本章将进一步比较分析不同贫困状况下总体老年人、城市老年人和农村老年人的孤独感状况差异。

（一）老年人孤独感基本状况

图 6-1 呈现了总体老年人、城市老年人和农村老年人孤独感的平均得分情况。从图中可以看出，总体老年人的孤独感平均得分为 3.65 分。农村老年人的孤独感平均得分为 3.81 分，比城市老年人的孤独感平均得分（3.56 分）高 0.25 分。方差齐性检验显示，城市老年人和农村老年人的孤独感得分具有显著差异。可见，农村老年人的孤独感比城市老年人更为严重。

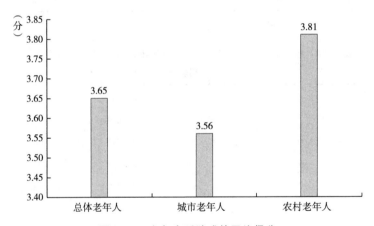

图 6-1　老年人孤独感的平均得分

（二）老年人孤独感状况的结构差异

不同贫困状况的老年人孤独感是否具有差异？孤独感是定距变量，收入低于最低生活标准是二分类变量，因此这里通过方差齐性检验对不同收入状况的老年人孤独感的差异进行分析（见表 6 - 3）。孤独感是定距变量，老年人绝对收入对数、Podder 指数和收入百分位排序都是定距变量，因此运用相关分析对老年人孤独感与绝对收入对数、Podder 指数和收入百分位排序之间的相关关系进行初步考察（见表 6 - 4）。

表 6 - 3　收入达到最低生活标准和收入低于最低生活标准
老年人的孤独感平均得分及其差异

单位：分

群体	总体老年人	城市老年人	农村老年人
收入达到最低生活标准	3.56	3.51	3.67
收入低于最低生活标准	4.01	3.89	4.10
方差齐性检验（p 值）	0.000	0.000	0.000

资料来源：根据 2014 年中国老年社会追踪调查（CLASS）数据整理得出。

表 6 - 4　绝对收入对数、Podder 指数和收入百分位排序与老年人
孤独感的关系

	孤独感		
	总体老年人	城市老年人	农村老年人
绝对收入对数	- 0.1320 ***	- 0.1011 ***	- 0.1147 ***
Podder 指数	0.0497 ***	0.0519 ***	0.0706 ***
收入百分位排序	- 0.0961 ***	- 0.0727 ***	- 0.1350 ***

注：*** $p < 0.001$。

资料来源：2014 年中国老年社会追踪调查（CLASS）。

表 6 - 3 显示，在总体老年人中，收入达到最低生活标准的样本的孤独感平均得分显著低于收入低于最低生活标准的样本，前者的孤独感平均得分为 3.56 分，后者的孤独感平均得分比前者高出 0.45 分。收入达到最低生活标准的城市老年人孤独感平均得分也显著低于收入低于最低生活标准的城市

老年人，前者的孤独感平均得分（3.51 分）比后者低 0.38
分。收入达到最低生活标准的农村老年人的孤独感平均得分
（3.67 分）也显著低于收入低于最低生活标准的农村老年人
的孤独感平均得分（4.10 分）。可见，收入达到最低生活标
准的城乡老年人的孤独感比收入低于最低生活标准的城乡老
年人更弱。

表 6-4 显示，总体老年人的绝对收入对数与其孤独感得
分显著负相关，即个人年总收入越低，老年人的孤独感得分
越高，孤独感越严重。城市老年人和农村老年人的绝对收入
对数与孤独感的相关关系与总体老年人一致，也呈显著负相
关，城市老年人的个人年总收入越低，其孤独感程度越严重，
农村老年人的个人年总收入越低，其孤独感越强。Podder 指
数与总体老年人的孤独感得分显著正相关，即 Podder 指数越
高，老年人的孤独感得分也越高。Podder 指数与孤独感得分
的正相关关系在子样本城市老年人和农村老年人中也都通过
了显著性检验。收入百分位排序与总体老年人孤独感得分负
相关，且通过了显著性检验，即收入百分位排序位次越高，
老年人的孤独感得分越低。收入百分位排序与孤独感得分的
负相关关系在城市老年人样本和农村老年人样本中都通过了
显著性检验。综上，初步相关分析显示，绝对收入对数和收
入百分位排序与城乡老年人的孤独感具有显著负相关关系，
Podder 指数与城乡老年人的孤独感具有显著正相关关系。

综上可知，城乡老年人的绝对贫困越严重，其孤独感越
强；相对贫困越严重，其孤独感也越强。

三 贫困对城乡老年人孤独感的影响分析

（一）贫困对总体老年人孤独感的影响分析

在前文描述分析、方差分析和相关分析的基础上，本部分将以老年人的孤独感为被解释变量，收入低于最低生活标准和绝对收入对数为自变量，年龄、性别、婚姻状况等 19 个变量为控制变量，构建个人 - 社区的分层 OLS 回归模型，探讨绝对贫困对老年人孤独感的影响。同时，也分别以 Podder 指数和收入百分位排序为自变量，探讨相对贫困对老年人孤独感的影响。模型的回归结果如表 6 - 5 所示。

表 6 - 5　老年人孤独感影响因素的分层 OLS 回归分析　（$N = 6331$）

	模型 1	模型 2	模型 3	模型 4
收入低于最低生活标准（否 = 参照组）	0.202 *** (0.041)			
绝对收入对数		- 0.036 *** (0.009)		
Podder 指数			0.008 (0.006)	
收入百分位排序				- 0.140 ** (0.051)
年龄组 （低龄 = 参照组）				
中龄	- 0.102 ** (0.037)	- 0.098 ** (0.037)	- 0.101 ** (0.037)	- 0.099 ** (0.037)
高龄	- 0.247 *** (0.058)	- 0.243 *** (0.058)	- 0.249 *** (0.058)	- 0.244 *** (0.058)

续表

	模型 1	模型 2	模型 3	模型 4
性别（女 = 参照组）	0.020 （0.032）	0.022 （0.032）	0.013 （0.032）	0.026 （0.032）
文化程度（小学及以下 = 参照组）				
初中	0.047 （0.038）	0.046 （0.038）	0.031 （0.038）	0.036 （0.038）
高中及以上	0.033 （0.045）	0.040 （0.045）	0.019 （0.046）	0.036 （0.046）
ADL 失能状况	0.032 （0.021）	0.030 （0.021）	0.030 （0.021）	0.030 （0.021）
IADL 失能状况	0.069*** （0.013）	0.071*** （0.013）	0.073*** （0.013）	0.072*** （0.013）
遭遇重大负面事件 （否 = 参照组）	0.090** （0.034）	0.090** （0.034）	0.090** （0.034）	0.091** （0.034）
经历重大正面事件 （否 = 参照组）	− 0.092+ （0.049）	− 0.093+ （0.049）	− 0.093+ （0.049）	− 0.094+ （0.049）
自我老化态度	0.074*** （0.004）	0.074*** （0.004）	0.075*** （0.004）	0.074*** （0.004）
一般老化态度	− 0.027*** （0.005）	− 0.027*** （0.005）	− 0.028*** （0.005）	− 0.028*** （0.005）
婚姻状况 （无配偶 = 参照组）	− 0.494*** （0.036）	− 0.499*** （0.036）	− 0.500*** （0.036）	− 0.496*** （0.036）
同住人数	− 0.062*** （0.009）	− 0.061*** （0.009）	− 0.058*** （0.009）	− 0.059*** （0.009）
子女数	− 0.020 （0.013）	− 0.020 （0.013）	− 0.017 （0.013）	− 0.018 （0.013）

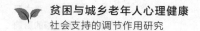

续表

	模型 1	模型 2	模型 3	模型 4
家庭隔离（没有 = 参照组）	0. 394 *** （0. 045）	0. 395 *** （0. 045）	0. 400 *** （0. 045）	0. 395 *** （0. 045）
户口（农村 = 参照组）	− 0. 062 （0. 048）	− 0. 052 （0. 049）	− 0. 101 * （0. 049）	− 0. 099 * （0. 049）
在工作（否 = 参照组）	− 0. 038 （0. 041）	− 0. 047 （0. 041）	− 0. 061 （0. 041）	− 0. 047 （0. 042）
社会活动参与	0. 037 （0. 023）	0. 036 （0. 023）	0. 035 （0. 023）	0. 035 （0. 023）
朋友隔离（没有 = 参照组）	0. 037 （0. 032）	0. 040 （0. 032）	0. 039 （0. 032）	0. 037 （0. 032）
社区照料服务 （没有 = 参照组）	0. 002 （0. 076）	0. 003 （0. 076）	− 0. 006 （0. 076）	− 0. 002 （0. 076）
社区精神服务 （没有 = 参照组）	− 0. 018 （0. 073）	− 0. 020 （0. 073）	− 0. 026 （0. 073）	− 0. 023 （0. 073）
常数项	3. 416 *** （0. 104）	3. 777 *** （0. 129）	3. 413 *** （0. 115）	3. 530 *** （0. 105）
随机效应系数				
社区层面的方差	0. 104 （0. 138）	0. 105 （0. 139）	0. 109 （0. 014）	0. 109 （0. 014）
个人层面的方差	1. 300 （0. 024）	1. 300 （0. 024）	1. 300 （0. 024）	1. 298 （0. 024）
似然比率	138. 63 ***	140. 65 ***	148. 87 ***	149. 35 ***

注：$^{+} p < 0.1$，$^{*} p < 0.05$，$^{**} p < 0.01$，$^{***} p < 0.001$；小括号内是标准误。
资料来源：2014 年中国老年社会追踪调查（CLASS）。

下文将对表 6 - 5 的回归结果进行解释。

1. 贫困对老年人孤独感的影响

绝对贫困对老年人孤独感的影响。模型 1 显示，收入低于最低生活标准对老年人孤独感呈非常显著的正向影响，与收入达到最低生活标准的老年人相比，收入低于最低生活标准的老年人孤独感得分更高。模型2显示，绝对收入对数对老年人孤独感呈非常显著的负向影响，个人年总收入越低，老年人孤独感得分越高，孤独感越强。因此，绝对贫困与老年人孤独感显著相关，处于绝对贫困状态的老年人孤独感比没有处于绝对贫困状态的老年人更强。

相对贫困对老年人孤独感的影响。模型3显示，Podder指数与老年人孤独感正向相关，Podder指数越高，老年人孤独感得分越高，但Podder指数对老年人孤独感的影响并没有通过显著性检验。收入百分位排序对老年人孤独感呈显著的负向影响，收入百分位排序位次越低，老年人孤独感得分越高，孤独感越强。在相对贫困的两个指标中，仅收入百分位排序对老年人孤独感的影响通过了显著性检验，因此，可以说，相对贫困对老年人孤独感具有显著影响，相对贫困程度越高，老年人孤独感越强，但该显著影响没有通过稳定性检验。

2. 控制变量对老年人孤独感的影响

在控制变量中，年龄、IADL失能状况、遭遇重大负面事件、经历重大正面事件、自我老化态度、一般老化态度、婚姻状况、同住人数和家庭隔离对老年人孤独感都具有显著影响。不同年龄段的老年人孤独感具有显著差异，老年人的孤独感随着年龄的增长而降低；IADL失能状况呈显著的正向影响，即IADL失能状况越严重，老年人的孤独感得分越高，孤独感越强；遭遇重大负面事件呈显著正向影响，即遭遇重大负面事件的老年人比没有遭遇重大负面事件的老年人孤独感得分更高，孤独感更强，这显然与事实经验相吻合；经历重大正面事件显著负向影响老年人的孤独感得分，即经历重大正面事件的老年人孤独感得分比没有经历重大正面事件的老年人孤独感得分更低；自我老化态度和一般老化态度都呈显著影响，自我老化态度越积极，老年人孤独感得分越低，一般老化态度越积极，老年人的孤独感得分也越低；婚姻状况呈显著负向影响，与无配偶的老年人相比，有配偶的老年人的孤独感得分更低，孤独程度更为轻微；同住人数呈显著的负向影响，同住的人数越多，老年人的孤独感得分越低；家庭隔离呈显著正向影响，家庭隔离的老年人孤独感得分比没有家庭隔离的老年人高。

（二）贫困对老年人孤独感影响的城乡差异分析

前文对贫困对总体老年人孤独感的影响进行了分析，发现绝对贫困和相对贫困对老年人的孤独感都具有显著的不良影响。在城乡二元背景下，贫困对老年人孤独感的影响是否存在城乡差异？

为回答上述问题，本书将样本群体分为农村老年人和城市老年人两个子样本，然后分别进行回归分析。与上文的回归分析相同，因变量是老年人的孤独感，测量贫困的各指标为自变量，年龄、性别等19个变量为控制变量。回归分析结果如表6-6所示。

下文将对表6-6的回归结果进行解释。

1. 贫困对老年人孤独感影响的城乡差异

收入低于最低生活标准对两类老年人的孤独感都呈正向影响，即收入低于最低生活标准的城市老年人的孤独感得分

表 6－6　老年人孤独感影响因素城乡差异的分层 OLS 回归分析

	城市老年人				农村老年人			
	模型 1	模型 2	模型 3	模型 4	模型 5	模型 6	模型 7	模型 8
收入低于最低生活标准（否＝参照组）	0.219*** (0.055)				0.167** (0.064)			
绝对收入对数		－0.041*** (0.011)				－0.024 (0.017)		
Podder 指数			0.010 (0.007)				0.002 (0.012)	
收入百分位排序				－0.105+ (0.060)				－0.173+ (0.093)
年龄组（低龄＝参照组）								
中龄	－0.083+ (0.043)	－0.078+ (0.043)	－0.083+ (0.043)	－0.080+ (0.043)	－0.124+ (0.070)	－0.121+ (0.070)	－0.121+ (0.070)	－0.125+ (0.070)
高龄	－0.205** (0.066)	－0.199** (0.066)	－0.208** (0.066)	－0.204** (0.066)	－0.333** (0.117)	－0.330** (0.117)	－0.330** (0.117)	－0.337** (0.117)
性别（女＝参照组）	0.018 (0.037)	0.023 (0.037)	0.013 (0.037)	0.021 (0.038)	0.004 (0.059)	－0.001 (0.060)	－0.009 (0.060)	0.010 (0.060)

续表

	城市老年人				农村老年人			
	模型 1	模型 2	模型 3	模型 4	模型 5	模型 6	模型 7	模型 8
文化程度（小学及以下＝参照组）								
初中	0.063 (0.044)	0.062 (0.044)	0.041 (0.044)	0.044 (0.044)	0.035 (0.072)	0.035 (0.072)	0.029 (0.072)	0.040 (0.072)
高中及以上	0.028 (0.048)	0.037 (0.049)	0.013 (0.049)	0.021 (0.049)	0.114 (0.126)	0.112 (0.127)	0.088 (0.129)	0.124 (0.128)
ADL 失能状况	-0.004 (0.025)	-0.008 (0.025)	-0.007 (0.026)	-0.007 (0.026)	0.087* (0.036)	0.088* (0.036)	0.087* (0.036)	0.087* (0.036)
IADL 失能状况	0.086*** (0.016)	0.088*** (0.016)	0.088*** (0.016)	0.088*** (0.016)	0.045+ (0.024)	0.048* (0.024)	0.051* (0.023)	0.048* (0.023)
遭遇重大负面事件（否＝参照组）	0.122** (0.042)	0.121** (0.042)	0.120** (0.042)	0.122** (0.042)	0.045 (0.059)	0.048 (0.059)	0.049 (0.059)	0.050 (0.059)
经历重大正面事件（否＝参照组）	-0.075 (0.057)	-0.076 (0.057)	-0.073 (0.057)	-0.073 (0.057)	-0.142 (0.091)	-0.145 (0.091)	-0.146 (0.091)	-0.150+ (0.091)
自我老化态度	0.069*** (0.005)	0.069*** (0.005)	0.070*** (0.005)	0.070*** (0.005)	0.083*** (0.008)	0.083*** (0.008)	0.084*** (0.008)	0.083*** (0.008)

续表

	城市老年人				农村老年人			
	模型 1	模型 2	模型 3	模型 4	模型 5	模型 6	模型 7	模型 8
一般老化态度	-0.018** (0.006)	-0.018** (0.006)	-0.019** (0.006)	-0.019** (0.006)	-0.043*** (0.009)	-0.044*** (0.009)	-0.044*** (0.009)	-0.043*** (0.009)
婚姻状况 (无配偶=参照组)	-0.413*** (0.042)	-0.417*** (0.042)	-0.412*** (0.042)	-0.412*** (0.042)	-0.649*** (0.066)	-0.656*** (0.066)	-0.662*** (0.066)	-0.653*** (0.066)
同住人数	-0.066*** (0.011)	-0.067*** (0.011)	-0.063*** (0.011)	-0.063*** (0.011)	-0.051*** (0.015)	-0.049** (0.015)	-0.048** (0.015)	-0.048** (0.015)
子女数	-0.015 (0.016)	-0.016 (0.016)	-0.011 (0.016)	-0.012 (0.016)	-0.031 (0.022)	-0.029 (0.022)	-0.029 (0.022)	-0.029 (0.022)
家庭隔离 (没有=参照组)	0.366*** (0.054)	0.363*** (0.054)	0.368*** (0.054)	0.366*** (0.054)	0.438*** (0.079)	0.442*** (0.079)	0.444*** (0.079)	0.440*** (0.079)
在工作 (否=参照组)	-0.014 (0.057)	-0.010 (0.058)	-0.015 (0.058)	-0.012 (0.058)	-0.049 (0.064)	-0.065 (0.063)	-0.079 (0.063)	-0.057 (0.064)
社会活动参与	0.057* (0.027)	0.055* (0.027)	0.054* (0.027)	0.055* (0.027)	0.005 (0.041)	0.005 (0.041)	0.003 (0.041)	0.005 (0.041)
朋友隔离 (没有=参照组)	0.070+ (0.038)	0.072+ (0.038)	0.070+ (0.038)	0.069+ (0.038)	-0.032 (0.058)	-0.028 (0.058)	-0.027 (0.058)	-0.030 (0.058)

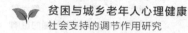

续表

	城市老年人				农村老年人			
	模型 1	模型 2	模型 3	模型 4	模型 5	模型 6	模型 7	模型 8
社区照料服务（没有＝参照组）	0.054 (0.078)	0.057 (0.078)	0.049 (0.079)	0.050 (0.079)	-0.193 (0.203)	-0.191 (0.204)	-0.201 (0.204)	-0.197 (0.204)
社区精神服务（没有＝参照组）	-0.101 (0.079)	-0.104 (0.079)	-0.109 (0.079)	-0.107 (0.079)	0.256 (0.162)	0.258 (0.162)	0.254 (0.162)	0.254 (0.162)
常数项	3.232*** (0.112)	3.656*** (0.155)	3.171*** (0.128)	3.298*** (0.114)	3.615*** (0.184)	3.865*** (0.226)	3.660*** (0.206)	3.736*** (0.186)
随机效应系数								
社区层面的方差	0.109 (0.016)	0.019 (0.016)	0.113 (0.019)	0.114 (0.017)	0.088 (0.025)	0.090 (0.025)	0.094 (0.026)	0.094 (0.025)
个人层面的方差	1.144 (0.026)	1.144 (0.026)	1.146 (0.026)	1.146 (0.026)	1.565 (0.049)	1.567 (0.049)	1.567 (0.049)	1.564 (0.049)
似然比率	128.65***	129.44***	135.10***	134.84***	22.92***	23.97***	25.61***	25.87***
N	4113				2218			

注：+ $p < 0.1$，* $p < 0.05$，** $p < 0.01$，*** $p < 0.001$；小括号内是标准误。

资料来源：2014 年中国老年社会追踪调查（CLASS）。

高于收入达到最低生活标准的城市老年人，收入低于最低生活标准的农村老年人的孤独感得分高于收入达到最低生活标准的农村老年人。其中，收入低于最低生活标准对城市老年人孤独感的影响在 0.001 的水平上正向显著，但其对农村老年人的孤独感影响仅在 0.01 的水平上显著，说明收入低于最低生活标准对城市老年人的孤独感有更大的不良影响。绝对收入对数对城市老年人孤独感有显著的负向影响，其在 0.001 的统计水平上显著，个人年总收入越高，城市老年人孤独感得分越低，孤独感程度越低。但绝对收入对数对农村老年人的孤独感没有显著影响，说明绝对收入对城市老年人孤独感的缓解有更大的作用。综上，绝对贫困对城市老年人孤独感的不良影响更为严重。

Podder 指数与城市老年人和农村老年人的孤独感都正向相关，Podder 指数越高，城市老年人和农村老年人的孤独感得分也越高，但 Podder 指数对城市老年人和农村老年人的孤独感的影响都没有通过显著性检验。收入百分位排序对两类老年人的孤独感都呈负向影响，即收入百分位排序位次越低，城市老年人和农村老年人的孤独感得分越高，孤独感越强。收入百分位排序对城市老年人和农村老年人孤独感的影响都在 0.1 的水平上显著，说明收入百分位排序对城市老年人和农村老年人孤独感的影响大致相当。综上，相对贫困对城市老年人和农村老年人孤独感的不良影响没有明显差异。

2. 控制变量对老年人孤独感影响的城乡差异

一些控制变量，包括年龄、IADL 失能状况、自我老化态度、一般老化态度、婚姻状况、同住人数和家庭隔离对城市老年人和农村老年人孤独感的影响都是一致的。年龄与城市老年人和农村老年人的孤独感都显著负相关，两类老年人的孤独感都随着年龄的增长而减弱；IADL 失能状况与城市老年人和农村老年人的孤独感都显著正相关，IADL 的失能状况越严重，城市老年人和农村老年人的孤独感都越强；自我老化态度显著正向影响城市老年人和农村老年人的孤独感，自我老化态度越积极，城市老年人和农村老年人的孤独感得分越低；一般老化态度显著负向影响两类老年人的孤独感，一般老化态度越积极，两类老年人的孤独感得分都越低；婚姻状况对两类老年人的孤独感都呈显著负向影响，即有配偶的城市老年人的孤独感弱于没有配偶的城市老年人，有配偶的农村老年人的孤独感弱于没有配偶的农村老年人；同住人数与城市老年人和农村老年人的孤独感都呈负相关，同住人数越多，城市老年人和农村老年人的孤独感越弱；家庭隔离对两类老年人的孤独感都呈显著正向影响，家庭隔离的城市老年人孤独感强于没有家庭隔离的城市老年人，家庭隔离的农村老年人孤独感强于没有家庭隔离的农村老年人。

还有一些控制变量，如 ADL 失能状况、遭遇重大负面事件、社会活动参与和朋友隔离对老年人孤独感的影响表现出城乡差异。ADL 失能状况对城市老年人孤独感的影响没有通过显著性检验，但对农村老年人的孤独感呈显著正向影响，即 ADL 失能状况越严重，农村老年人的孤独感越强；遭遇重大负面事件对农村老年人的影响没有通过显著性检验，但对城市老年人的孤独感具有显著的正向影响，即遭遇重大负面事件的城市老年人的孤独感比没有遭遇重大负面事件的城市老年人更强；社会活动参与对农村老年人孤独感的影响没有通过显著性检验，对城市老年人具有显著的正向影响，城市老年人参与的社会活动越丰富，其孤独感越强，这与一般经验不符，有待于进一步检验；朋友隔离对农村老年人孤独感的影响没有通过显著性检验，但对城市老年人孤独感的正向影响在 0.1 的水平下显著，朋友隔离的城市老年人的孤独感比没有朋友隔离的城市老年人更强。

（三）讨论

绝对贫困对老年人的孤独感具有显著影响：收入达到最低生活标准的老年人孤独感得分低于收入未达到最低生活标准的老年人；绝对收入更高的老年人的孤独感得分低于绝对收入更低的老年人。这一结论与 Emerson 和 Jayawardhana（2016）的研究结论一致。前文指出，在经济条件受限的情况下，老年人的生活失控感和挫败感强烈，自我效能感和自尊心较弱，这可能会导致老年人融入他人和社会的意愿和行动力降低，进而产生高孤独感。

相对贫困对老年人孤独感具有显著影响但没有通过稳定性检验。在测量相对贫困的两个指标中，仅收入百分位排序对老年人的孤独感具有显著影响，即收入百分位排序位次越低，老年人的孤独感得分越高。收入百分位排序位次越低，意味着老年人的相对贫困程度越严重，其产生不公平感、沮丧、羞耻、焦虑、怨恨等情绪也越强烈，一方面这种情绪可能降低老年人融入他人和社会的意愿和行动力，另一方面这些不良情绪可能也会将他人推远导致与老年人交流或交往的对象减少，进而导致老年人的孤独感。

绝对贫困对城市老年人孤独感的不良影响比对农村老年人更为严重：收入低于最低生活标准对城市老年人孤独感的不良影响比农村老年人更为严重；更低的绝对收入仅对城市老年人孤独感具有不良影响。如前文指出，低经济收入会给城市老年人带来比农村老年人更大的压力，使城市老年人比农村老年人有更强的生活失控感和强烈的挫败感，从而导致城市老年人融入他人和社会的意愿和行动力比农村老年人更弱。此外，农村社会中更为浓厚的邻里互助风气也能够促进邻里之间的往来，削弱绝对贫困对农村老年人孤独感的影响。

相对贫困对城市老年人和农村老年人孤独感都具有显著影响，但没有通过稳定性检验；且对两类老年人的不良影响没有明显差异：Podder 指数对两类老年人孤独感的影响都没有通过显著性检验；收入百分位排序对两类老年人的孤独感都呈负向影响，即收入百分位排序位次越高，城市老年人和农村老年人的孤独感水平越低，且收入百分位排序对两类老年人的影响都仅在 0.1 的水平上显著。尽管前文指出，相对贫困使城市老年人感受到的不公平、沮丧、羞耻、焦虑、怨恨等不良情绪比农村老年人更为强烈，但是农村老年人比城市老年人更乐于就子女的成就状况和家庭的经济状况进行闲聊和攀比，而这种闲聊和攀比可能使农村老年人感受到更加强烈的相对贫困，进而增强农村老年人的不公平感、沮丧等不良情绪。

四　社会支持在贫困对城乡老年人孤独感 影响中的调节作用

（一）社会支持在贫困对总体老年人孤独感影响中的调节作用

本部分将生成贫困各维度与社会支持各维度的交互项，然后以贫困对总体老年人孤独感的影响为基础模型，将各交互项纳入基础模型中。通过逐一地对各交互项对总体老年人孤独感的作用进行回归分析，最后发现交互项收入低于最低生活标准×家庭隔离、绝对收入对数×家庭隔离、Podder指数×家庭隔离、收入百分位排序×家庭隔离、收入低于最低生活标准×朋友隔离、绝对收入对数×朋友隔离、Podder指数×朋友隔离、收入百分位排序×朋友隔离、收入低于最低生活标准×社区照料服务、绝对收入对数×社区照料服务、Podder指数×社区照料服务、收入百分位排序×社区照料服务、绝对收入对数×社区精神服务、Podder指数×社区精神服务和收入百分位排序×社区精神服务对老年人孤独感的影响都没有通过显著性检验，仅收入低于最低生活标准×社区精神服务对老年人孤独感呈显著影响。表6-7保留了交互项呈显著影响的回归模型。

表6-7　社会支持在贫困对老年人孤独感影响中的调节作用（$N = 6331$）

变量	回归系数
收入低于最低生活标准（否 = 参照）	0.189（0.042）***

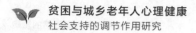

续表

变量	回归系数
社区精神服务（没有＝参照组）	−0.071（0.078）
收入低于最低生活标准×社区精神服务	0.377（0.201）+
年龄组（低龄＝参照组）	
中龄	−0.101（0.037）**
高龄	−0.245（0.058）***
性别（女＝参照组）	0.02（0.032）
文化程度（小学及以下＝参照组）	
初中	0.047（0.038）
高中及以上	0.033（0.045）
ADL 失能状况	0.031（0.021）
IADL 失能状况	0.069（0.013）***
遭遇重大负面事件（否＝参照组）	0.091（0.034）**
经历重大正面事件（否＝参照组）	−0.094（0.049）+
自我老化态度	0.074（0.004）
一般老化态度	−0.027（0.005）***
婚姻状况（无配偶＝参照组）	−0.496（0.036）
同住人数	−0.062（0.009）***
子女数	−0.02（0.013）
家庭隔离（没有＝参照组）	0.395（0.045）***
户口（农村＝参照组）	−0.062（0.048）
在工作（否＝参照组）	−0.038（0.041）
社会活动参与	0.037（0.023）
朋友隔离（没有＝参照组）	0.037（0.032）
社区照料服务（没有＝参照组）	0.008（0.076）
常数项	3.414（0.104）

变量	回归系数
随机效应系数	
社区层面的方差	0.104（0.014）
个人层面的方差	1.297（0.024）
似然比率	139.00***

注：$^+ p < 0.1$，$^{**} p < 0.01$，$^{***} p < 0.001$；小括号内是标准误。

资料来源：2014 年中国老年社会追踪调查（CLASS）。

表 6-7 显示，社区精神服务在绝对贫困对老年人孤独感的影响中呈现调节作用。在收入达到最低生活标准的老年人中，利用了社区精神服务的老年人孤独感得分比没有利用社区精神服务的老年人低 0.071；在收入低于最低生活标准的老年人中，利用了社区精神服务的老年人的孤独感得分比没有利用社区精神服务的老年人的孤独感得分高 0.306（0.377 - 0.071）。在收入达到最低生活标准的老年人中，利用了社区精神服务组的孤独感得分比没有利用社区精神服务组的更低，而在收入低于最低生活标准的老年人中，利用了社区精神服务组的孤独感得分比没有利用社区精神服务组的更高，可见，社区精神服务在绝对贫困对老年人孤独感的不良影响中有负向调节作用。换言之，社区精神服务尚未成为应对老年人绝对贫困所导致的孤独感的资源。该调节作用看似与常识相违背，下文将对该调节作用的形成进行深入探讨。

（二）社会支持在贫困对老年人孤独感影响中调节作用的分城乡分析

前文对社会支持在贫困对总体老年人孤独感的影响中的

调节作用进行了考察，但是社会支持在贫困对农村老年人孤独感影响中的调节作用与社会支持在贫困对城市老年人孤独感影响中的调节作用是否具有差异，这也是本书要回答的问题。因此，下文将分别以城市老年人子样本和农村老年人子样本为研究对象，探讨社会支持在贫困对城市老年人和农村老年人孤独感影响中的调节作用。回归分析显示，在城市老年人孤独感影响因素的回归分析中，贫困各指标与社会支持各维度的交互项的回归结果都没有通过显著性检验；在农村老年人孤独感影响因素的回归分析中，仅交互项绝对收入对数×社区照料服务通过了显著性检验，而交互项收入低于最低生活标准×家庭隔离、绝对收入对数×家庭隔离、Podder指数×家庭隔离、收入百分位排序×家庭隔离、收入低于最低生活标准×朋友隔离、绝对收入对数×朋友隔离、Podder指数×朋友隔离、收入百分位排序×朋友隔离、收入低于最低生活标准×社区照料服务、Podder指数×社区照料服务、收入百分位排序×社区照料服务、收入低于最低生活标准×社区精神服务、绝对收入对数×社区精神服务、Podder指数×社区精神服务、收入百分位排序×社区精神服务都没有通过显著性检验。表6-8保留了交互项呈显著影响的回归模型。

表6-8 社会支持在贫困对农村老年人孤独感影响中的
调节作用 （$N = 2218$）

变量	回归系数
绝对收入对数	-0.022 （0.017）
社区照料服务 （没有=参照组）	2.457 （1.531）

续表

变量	回归系数
绝对收入对数 × 社区照料服务	$-0.304 \ (0.174)^+$
年龄组（低龄 = 参照组）	
中龄	$-0.120 \ (0.070)^+$
高龄	$-0.330 \ (0.117)^{**}$
性别（女 = 参照组）	$-0.001 \ (0.060)$
文化程度（小学及以下 = 参照组）	
初中	$0.038 \ (0.072)$
高中及以上	$0.119 \ (0.127)$
ADL 失能状况	$0.088 \ (0.036)^*$
IADL 失能状况	$0.047 \ (0.024)^*$
遭遇重大负面事件（否 = 参照组）	$0.050 \ (0.059)$
经历重大正面事件（否 = 参照组）	$-0.149 \ (0.091)^+$
自我老化态度	$0.083 \ (0.008)^{***}$
一般老化态度	$-0.044 \ (0.009)^{***}$
婚姻状况（无配偶 = 参照组）	$-0.660 \ (0.066)^{***}$
同住人数	$-0.049 \ (0.015)^{**}$
子女数	$-0.029 \ (0.022)$
家庭隔离（没有 = 参照组）	$0.444 \ (0.079)^{***}$
在工作（否 = 参照组）	$-0.068 \ (0.063)$
社会活动参与	$0.004 \ (0.041)$
朋友隔离（没有 = 参照组）	$-0.026 \ (0.058)$
社区精神服务（没有 = 参照组）	$0.266 \ (0.162)$
常数项	$3.855 \ (0.226)$
随机效应系数	
社区层面的方差	$0.087 \ (0.025)$
个人层面的方差	$1.567 \ (0.049)$
似然比率	22.48^{***}

注：$^+ p < 0.1$，$^* p < 0.05$，$^{**} p < 0.01$，$^{***} p < 0.001$；小括号内是标准误。

资料来源：2014 年中国老年社会追踪调查（CLASS）。

表6-8显示，社区照料服务在绝对贫困对农村老年人孤独感的影响中呈现调节作用。每减少1个绝对收入对数，没有利用社区照料服务的农村老年人孤独得分增长0.022 [-（-0.022）]，利用了社区照料服务的农村老年人孤独得分增长0.326 {-[（-0.022）+（-0.304）]}。可见，在减少1个绝对收入对数时，利用了社区照料服务的农村老年人孤独感比没有利用社区照料服务的农村老年人孤独感更强，社区照料服务在绝对贫困对农村老年人孤独感的不良影响中有负向调节作用，因此社区照料服务尚未成为缓解收入的减少对农村老年人孤独感不良影响的有力资源。该调节作用看似与常识相违背，下文将对该调节作用的形成进行深入探讨。

（三）讨论

社区精神服务在绝对贫困对老年人孤独感的不良影响中有负向调节作用，具体表现为在收入达到最低生活标准的老年人中，利用了社区精神服务组的孤独感得分比没有利用社区精神服务组的更低，而在收入低于最低生活标准的老年人中，利用了社区精神服务组的孤独感得分比没有利用社区精神服务组的更高。这可能是由于两方面的原因。第一，非贫困老年人比贫困老年人有更强的社区服务购买力，非贫困老年人的自我效能感和自尊心得到更好的维护。正如第四章第四部分中的讨论所指出的，目前的社区居家养老服务仍处于起步和试点示范阶段，福利性是社区居家养老服务的特色，社区居家养老服务根据不同老年人的经济状况为其提供免费或低偿服务（张奇林、赵青，2011；柏萍、牛国利，2013）。

相比较低层次的社区照料服务，更高层次的社区精神服务尤为如此。在利用社区精神服务的过程中，老年人会通过工作人员等群体对社区精神服务的福利性有更深刻的认知，通过低偿方式购买社区精神服务的老年人会充满信心地利用服务；而通过免费方式利用社区精神服务的贫困老年人可能会强化自我弱势的标签，给其自我效能感和自尊心带来不良影响，这可能会导致贫困老年人融入他人和社会的意愿和行动力降低，进而产生高孤独感。

第二，非贫困老年人比贫困老年人对社区精神服务有更强的认可度和接受度。老年人对社区精神服务的认可和接受主要存在两方面的障碍，一方面，对精神服务的认知偏见。王红（2015）在对北京西城区的老年人社会服务需求、供给和利用情况的调研中发现，老年人在心理上对精神服务极为排斥，面对正规的心理慰藉服务，一些老年人甚至认为"那是心理有问题的才去，我又不是神经病"。另一方面，养儿防老的理念对我国社会居家养老服务的利用有着不良影响。绝大多数服务使用者认为为老年父母养老是成年子女应尽的义务，在心理上仍然对子女十分依赖，这种心理甚至导致部分老年人对社会居家养老服务十分排斥（丁建定、李薇，2014）。而与贫困老年人相比，非贫困老年人的受教育程度更高，思想更为开放，对新事物的接受程度也大于贫困老年人，因此，非贫困老年人对社区精神服务的认可度和接受度更高。

社区照料服务在绝对贫困对农村老年人孤独感的不良影响中有负向调节作用，具体表现为每减少1个绝对收入对数，没有利用社区照料服务的农村老年人孤独感得分增长的幅度小于利用了社区照料服务的农村老年人。正如前文指出，第一，农村地区提供的社区照料服务仍然极为薄弱（孙鹃娟、冀云，2017），其理论上的积极有效作用还难以发挥；第二，社会和服务对象尤其是农村社会和农村服务对象仍因普遍秉持养儿防老的观念和对社区照料服务的误解，而对社区居家养老服务认同感较低（柏萍、牛国利，2013；丁建定、李薇，2014；王红，2015）。

当前，社区精神服务仍然是一种补偿性的服务，只有在家庭支持、朋友支持等非正式支持完全处于缺位时，老年人无法通过非正式的方式获得精神慰藉，"迫不得已"才会寻求和利用社区精神服务，所以其实寻求和利用社区精神服务的老年人本身的心理健康可能就存在问题，孤独感较强。而利用了社区精神服务的老年人，可能因害怕别人知道后对其做出类似于"子女不孝""心理有问题"等评论而丢失"面子"，主动拒绝与他人交往。

与在绝对贫困对农村老年人孤独感的不利影响中呈现的负向调节作用不同，社区照料服务在城市老年人绝对贫困对其孤独感的影响中没有调节效应。这可能是因为，一方面，农村地区社区照料服务发展比城市地区更为落后；另一方面，农村老年人比城市老年人有着更为根深蒂固的家庭养老观念，对社区照料服务的误解更深，因此利用社区照料服务给农村老年人带来的"耻感"比城市老年人强（张岩松等，2016：62）。

五　小结

本章主要分析贫困对老年人孤独感的影响及城乡差异，

以及社会支持在贫困对老年人孤独感影响中的调节作用及城乡差异。

表6-9展示了本章中贫困对城乡老年人孤独感影响作用的总结，主要发现如下。

第一，绝对贫困对总体老年人的孤独感具有稳定的显著影响，经济收入状况越差，老年人的孤独感越强；相对贫困对总体老年人的孤独感具有显著影响，相对贫困程度越严重，老年人的孤独感越强。但相对贫困的两个指标中仅收入百分位排序通过了显著性检验，所以相对贫困的显著影响不具有稳定性。

第二，绝对贫困对老年人孤独感的影响具有城乡差异，与绝对贫困对农村老年人孤独感的不良影响相比，绝对贫困对城市老年人孤独感的不良影响更为严重；相对贫困对城市老年人和农村老年人孤独感的不良影响没有明显差异。

表6-9 贫困对老年人孤独感的影响及城乡差异总结

		总体老年人	城市老年人	农村老年人
绝对贫困	收入低于最低生活标准	0.202 ***	0.219 ***	0.167 **
	绝对收入对数	-0.036 ***	-0.041 ***	-0.024
相对贫困	Podder 指数	0.008	0.010	0.002
	收入百分位排序	-0.140 **	-0.105 +	-0.173 +

表6-10展示了本章中社会支持在贫困对城乡老年人孤独感影响中调节作用的总结，主要发现如下。

第一，社区精神服务在绝对贫困对老年人孤独感的不良影响中呈现负向调节作用。换言之，社区精神服务尚未成为应对老年人绝对贫困所导致的孤独感的资源。

第二，社会支持在贫困对老年人孤独感影响中的调节作用具有城乡差异。社区照料服务在贫困对城市老年人孤独感的影响中无调节作用，但社区照料服务在绝对贫困对农村老年人孤独感的不良影响中呈现负向调节作用，因此社区照料服务尚未成为缓解收入的减少对农村老年人孤独感不良影响的资源。

表6-10 社会支持在贫困对老年人孤独感影响中的调节作用
及城乡差异总结

			家庭支持	朋友支持	社区照料服务支持	社区精神服务支持
总体老年人	绝对贫困	收入低于最低生活标准	*	*	*	-
		绝对收入对数	*	*	*	*
	相对贫困	Podder 指数	*	*	*	*
		收入百分位排序	*	*	*	*
城市老年人	绝对贫困	收入低于最低生活标准	*	*	*	*
		绝对收入对数	*	*	*	*
	相对贫困	Podder 指数	*	*	*	*
		收入百分位排序	*	*	*	*
农村老年人	绝对贫困	收入低于最低生活标准	*	*	*	*
		绝对收入对数	*	*	-	*
	相对贫困	Podder 指数	*	*	*	*
		收入百分位排序	*	*	*	*

注："-"表示调节变量呈现负向调节作用，"+"表示调节变量呈现正向调节作用，"*"表示假设的调节变量无调节作用。

第七章　研究结论、对策建议与展望

一　主要结论

本书以老年人心理健康为研究主题，在城乡差异的背景下，基于压力过程模型、相对剥夺理论、社会支持理论和压力应对理论探讨贫困对老年人心理健康的影响，以及社会支持在贫困对老年人心理健康影响过程中的调节作用。在人口老龄化形势日益严峻的情况下，老年群体的心理健康问题日益凸显，贫困是影响老年人心理健康的压力因素，而社会支持具有缓解压力对心理健康不良影响的可能性。因此，本书利用 2014 年 CLASS 数据，采用定量分析方法，通过建立个体－社区层次的分层回归模型，分析了绝对贫困和相对贫困对老年人心理健康的影响及呈现的城乡差异，社会支持在绝对贫困和相对贫困对老年心理健康影响过程中的调节作用及呈现的城乡差异，并对其背后的社会和文化原因进行了探讨。本书的结论主要包括以下几点。

第一，贫困是影响老年人个体心理健康的不利因素。绝对贫困和相对贫困对老年人的生活满意度有显著的不良影响；绝对贫困和相对贫困对老年人的抑郁感有显著的不良影响；

绝对贫困对老年人的孤独感有显著的不良影响，相对贫困对老年人的孤独感有一定程度的不良影响。

第二，贫困对老年人心理健康的影响具有城乡差异。其一，绝对贫困和相对贫困对城市老年人生活满意度有更强的不良影响，对农村老年人生活满意度的不良影响相对较弱。前者或许与城市老年人中更严重的相对贫困状况和更强的相对剥夺感有关；后者或许与农村具有土地保障、城市生活的高成本和农村社会中更为浓厚的邻里互助风气有关。其二，绝对贫困和相对贫困对城市老年人抑郁感的不良影响更强，对农村老年人抑郁感的不良影响相对较弱。前者可能是因为更大的经济压力会给城市老年人带来更强的生活失控感和挫败感，以及城市社会中邻里互动相对更少；后者可能是因为城市老年人感受到更强的相对剥夺感，这给其带来更多不公平感以及沮丧、羞耻、焦虑、怨恨等情绪。其三，绝对贫困对城市老年人孤独感的不良影响比对农村老年人更强，但相对贫困对城市老年人和农村老年人孤独感的不良影响没有明显差异。前者或许是因为低经济收入会给城市老年人带来比农村老年人更大的压力，使城市老年人比农村老年人有更强的生活失控感和强烈的挫败感，从而导致城市老年人融入他人和社会的意愿和行动力比农村老年人更低。此外，农村社会中更为浓厚的邻里互助风气也能够促进邻里之间的往来，削弱绝对贫困对农村老年人孤独感的影响。后者可能是因为农村老年人比城市老年人更乐于就子女的成就状况和家庭的经济状况进行闲聊和攀比，而这种闲聊和攀比可能使农村老年人感受到更加强烈的相对贫困，进而增强农村老年人的不公平感、沮丧等不良情绪。

第三，社会支持在老年人个体贫困对其心理健康的影响中具有一定调节作用。其一，家庭支持、社区照料服务和社区精神服务在贫困对老年人生活满意度的影响中没有调节作用，但朋友支持在相对贫困对城市老年人生活满意度的不良影响中有一定缓解作用，朋友支持是应对相对贫困对城市老年人生活满意度不良影响的资源。这可能是因为与朋友隔离的城市老年人相比，没有朋友隔离的城市老年人能够获得更多的来自朋友的经济、精神等方面的支持。其二，朋友支持和社区精神服务在贫困对老年人抑郁感的影响中没有调节作用，但家庭支持在绝对贫困对老年人抑郁感的影响中和社区照料服务在相对贫困对老年人抑郁感的影响中有一定调节作用。①家庭支持是老年人应对绝对贫困对其抑郁感不良影响的强有力资源。这是因为家庭支持资源仍然是我国最重要也"深得老年父母心"的资源。②社区照料服务是老年人应对相对贫困引致的抑郁感的方式。政府和学界对社区服务的发展已经给予高度重视，相较于社区精神服务而言，社区照料服务是更低层次的社区服务，得到了相对较好的发展，因此在作为应对相对贫困引致的心理压力的方式时，起到了一定作用。其三，家庭支持、朋友支持和社区照料服务在贫困对老年人孤独感的影响中没有调节作用，但社区精神服务在绝对贫困对老年人孤独感的不良影响中呈现负向调节作用，即社区精神服务尚未成为老年人应对绝对贫困所导致的孤独感的资源。这可能是因为，一方面，非贫困老年人比贫困老年人有更强的社区服务购买力，非贫困老年人的自我效能感和自尊心得到更好的维护；另一方面，非贫困老年人对社区精神服务的认可度和接受度比贫困老年人更强。

第四，社会支持在贫困对老年人心理健康影响的调节作用中存在城乡差异。

其一，家庭支持和社区照料服务在城市老年人和农村老年人的贫困与生活满意度的影响关系中都没有调节作用，但朋友支持和社区精神服务在相对贫困对老年人生活满意度影响的调节作用中存在城乡差异。①朋友支持在相对贫困对农村老年人生活满意度的影响中无调节作用，但朋友支持是应对相对贫困对城市老年人生活满意度不良影响的强有力的资源。这可能是因为与城市老年人相比，农村老年人更容易产生攀比心理。②社区精神服务在相对贫困对城市老年人生活满意度的影响中呈现负向调节作用，但社区精神服务在相对贫困对农村老年人生活满意度的影响中无调节作用。我国城市地区的社区精神服务发展仍然薄弱，其以福利性为主的特点可能会强化弱势老年人群体的自我弱势标签，因此社区精神服务在相对贫困对城市老年人生活满意度的影响中呈现负向调节作用。由于"一品两制"和农村老年人应对社会服务的低购买力，农村老年人对社区精神服务的可及性和可得性远远不及城市老年人，因而社区精神服务在相对贫困对农村老年人生活满意度中的调节作用尚无法凸显。

其二，家庭支持、朋友支持、社区照料服务和社区精神服务在贫困与老年人抑郁感的影响关系中的调节作用都具有城乡差异。①家庭支持在贫困对城市老年人抑郁感的影响中没有调节作用，但它是农村老年人应对绝对贫困和相对贫困给其带来的抑郁感压力的资源。这与家庭支持在实际上和精神上对于农村老年人都具有比城市老年人更大的意义相关。②朋友支持在相对贫困对农村老年人抑郁感的影响中没有调节作用，但它能够应对相对贫困给城市老年人带来的抑郁感压力。这与农村老年人比城市老年人有更强的攀比心理相关。③社区照料服务在贫困对农村老年人抑郁感的影响中没有调节作用，但社区照料服务能够应对绝对贫困和相对贫困给城市老年人带来的抑郁感。可能的原因是，农村地区社区照料服务的发展远远落后于城市地区，难以发挥成效。④社区精神服务在绝对贫困对城市老年人抑郁感的影响中无调节作用，但它在绝对贫困对农村老年人抑郁感的不良影响中呈现负向调节作用，社区精神服务尚未成为缓解绝对贫困对农村老年人抑郁感不良影响的资源。前者是因为我国社区养老服务供给仍然非常有限，在城市已有的社区养老服务供给中，存在资金匮乏且来源单一、养老工作人员稀缺、基础性建设落后等诸多问题，社区养老服务仍然亟待发展和完善。后者是因为对于农村老年人来说，利用社区精神服务更是一件有"耻感"的事。

其三，家庭支持、朋友支持和社区精神服务在城市老年人和农村老年人的贫困与孤独感的影响关系中都没有调节作用，但社区照料服务在绝对贫困对老年人孤独感影响的调节作用中存在城乡差异。社区照料服务在绝对贫困对城市老年人孤独感的影响中无调节作用，但它在绝对贫困对农村老年人孤独感的不良影响中呈现负向调节作用，社区照料服务尚未成为缓解收入的减少对农村老年人孤独感不良影响的资源。由于农村地区提供的社区照料服务仍然极为薄弱，社会和服务对象，尤其是农村社会和农村服务对象仍因普遍秉持养儿防老的观念和对社区照料服务的误解，从而导致对社区居家养老服务的低认同感，所以社区照料服务在绝对贫困对农村老年人孤独感的不良影响中呈现负向调节作用。农村地区社区照料服务发展比城市地区更为落后，利用社区照料服务给农村老年人带来的"耻感"比城市老年人强，所以社区照料服务在绝对贫困对城市老年人孤独感的影响中无调节作用。

二 主要贡献

本书在压力过程模型和相对剥夺理论的基础上构建了贫困对老年人心理健康直接影响的分析框架，在此基础上引入社会支持理论，并在压力应对理论的基础上最终构建了贫困对老年人心理健康影响的分析框架。在该框架的指导下分别定量探讨了贫困对老年人心理健康的影响及呈现的城乡差异，以及社会支持在贫困对老年人心理健康影响中的调节作用及呈现的城乡差异。本书的理论分析与实证研究工作，在以下几个方面取得了突破。

第一，在压力过程模型、相对剥夺理论、社会支持理论和压力应对理论的指引下，提出了适用于分析贫困对城乡老年人心理健康影响和社会支持在贫困对城乡老年人心理健康影响中的调节作用的分析框架。本书结合中国老年贫困、老年心理健康和城乡差异的现实，在压力过程模型和相对剥夺理论的基础上，从绝对贫困和相对贫困视角构建了适用于解释贫困对老年人心理健康的直接影响及呈现出城乡差异的贫困对老年人心理健康影响的分析框架；运用压力应对理论整合压力过程模型、相对剥夺理论和社会支持理论，进而从压力应对的视角构建了本书的最终分析框架，以探讨贫困对老年人心理健康的影响及呈现的城乡差异，以及社会支持在贫困对老年人心理健康影响中的调节作用及呈现的城乡差异；弥补了关于绝对贫困和相对贫困是否是老年人心理健康的不利因素，绝对贫困和相对贫困对城乡老年人心理健康的不良影响是否存在差异，以及正式支持和非正式支持是否已经成为缓解贫困对城乡老年人心理健康不良影响的资源几个方面研究的不足。该分析框架的提出，有利于丰富国内已有的关于贫困对城乡老年人心理健康的研究，有助于为提升城乡老年人心理健康水平提出更加有针对性的对策建议。

第二，发现了贫困对老年人心理健康的影响存在城乡差异。绝对贫困和相对贫困对城市老年人生活满意度的不良影响更强，对农村老年人生活满意度的不良影响相对较弱；绝对贫困和相对贫困对城市老年人抑郁感的不良影响较强，对农村老年人抑郁感的不良影响相对较弱；绝对贫困对城市老年人孤独感的不良影响比对农村老年人更为严重，但相对贫困对城市老年人和农村老年人孤独感的不良影响没有明显差异。

第三，通过将社会支持分解成家庭支持、朋友支持、社区照料服务支持和社区精神服务支持，对其在贫困对老年人心理健康影响中的调节作用进行探讨，发现了社会支持在贫困对老年人心理健康的影响中存在一定的调节作用。在生活满意度方面，家庭支持、社区照料服务和社区精神服务在贫困对老年人生活满意度的影响中没有调节作用，但朋友支持能够缓解相对贫困对老年人生活满意度的不良影响；在抑郁感方面，朋友支持和社区精神服务在贫困对老年人抑郁感的影响中没有调节作用，但家庭支持能够缓解贫困对老年人抑郁感的不良影响，社区照料服务能够缓解相对贫困对老年人抑郁感的不良影响；在孤独感方面，家庭支持、朋友支持和社区照料服务在贫困对老年人孤独感的影响中没有调节作用，但社区精神服务在绝对贫困对老年人孤独感的不良影响中呈现负向调节作用。

第四，发现了不同维度的社会支持在贫困对老年人心理健康影响的调节作用中存在城乡差异。其一，在生活满意度方面，家庭支持和社区照料服务在城市老年人和农村老年人的贫困与生活满意度的影响关系中都没有调节作用，朋友支持仅能够缓解相对贫困对城市老年人生活满意度的不良影响，但在相对贫困对农村老年人生活满意度的影响中无调节作用。社区精神服务在相对贫困对城市老年人生活满意度的影响中呈现负向调节作用，但在相对贫困对农村老年人生活满意度的影响中无调节作用。其二，在抑郁感方面，家庭支持在贫困对城市老年人抑郁感的影响中没有调节作用，但能够缓解绝对贫困和相对贫困对农村老年人抑郁感的不良影响；朋友支持在相对贫困对农村老年人抑郁感的影响中没有调节作用，但能够缓解相对贫困对城市老年人抑郁感的不良影响；社区照料服务在贫困对农村老年人抑郁感的影响中没有调节作用，但能够缓解绝对贫困和相对贫困对城市老年人抑郁感的不良影响；社区精神服务在贫困对城市老年人抑郁感的影响中没有调节作用，但在绝对贫困对农村老年人抑郁感的不良影响中起到负向调节作用。其三，在孤独感方面，家庭支持、朋友支持和社区精神服务在城市老年人和农村老年人的贫困与孤独感的影响关系中都没有起到调节作用，社区照料服务在绝对贫困对城市老年人孤独感的影响中无调节作用，但它在绝对贫困对农村老年人孤独感的不良影响中起到负向调节作用。

三 提升城乡老年人心理健康水平的对策建议

（一）减缓老年贫困

1. 构建前置干预政策

"防患于未然"是减缓老年贫困的根本，因此要注重"前置型"的社会政策。"前置型"的社会政策能够预防个体和家庭陷入经济困境。因此要针对目前尚未步入老年但在老年时期可能陷入经济困境的群体构建前置干预政策。

其中最重要的是要提升低社会资本、低就业能力的劳动者（下文简称就业弱势群体）的社会资本、就业能力。一方面，要制订长期的、正规的，与市场需求和就业弱势群体的年龄、受教育程度、技能等相匹配的高质量的教育培训计划，才能够有的放矢地开发就业弱势群体的就业潜力；另一方面，政府要针对就业培训服务计划提供稳定的财政支持，保证稳定的资金来源，对财政负担和补贴的权责进行明确划分，强有力的财政支持才能极大地激励就业弱势群体参与培训。

2. 完善社会保障政策

社会保障的本质是收入的再分配，能够通过调节中高收入群体的部分收入，将中高收入阶层的收入及其购买力转移给低收入阶层，提高低收入人群的保障标准，从而促进社会公平。国际经验也表明，社会保障制度越完善、保障水平越高、保障规模越大的国家，具有的维护社会公平的强制力越大；相反，社会保障制度越残缺、保障水平越低、保障规模越小的国家，具有的维护社会公平的强制力越小。因此，社会保障政策对于区别于成年健康人群，社会交换的资源更为匮乏的老年人群体的意义更为重大。可以说，社会保障制度建设是低成本、高效率地减缓老年贫困，提升老年人社会公平感的基本和首要措施。具体可以从以下几方面着手。

第一，进一步完善最低生活保障制度（以下简称"低保"）。低保是我国满足人民群众基本生活需求、实现底线公平的重要制度之一。但其实行过程中存在的一些问题，如"错保""漏保""福利依赖"等制约了其福利作用的最大限度发挥，可以通过拓宽监管渠道强化执行监管，利用大数据技术提高低保瞄准率，减少和避免"错保""漏保"；建立负所得税制，以支付所得税替代社会福利补助金，克服低保的负激励效应，减少和避免"福利依赖"，激发低保老年人家庭中有劳动能力的劳动人口的劳动积极性，鼓励其通过劳动改善经济状况，通过增强低保老年人的家庭保障能力实现经济状况改善。此外，由于我国低保金领取的资格以户为单位，一般以家庭人口数计算发放，这极有可能导致老年人的低保金因被其他家庭成员挪用而难以保证其生活质量。故而，低保金发放后，相关部门要对老年人是否得到其应得的低保金进行跟进和监督，同时也要加强对家庭成员的引导，对于一些无视老年人基本生存质量或违背老年人意愿挪用其低保金的行为要进行严惩，保证老年人的基本权益。

第二，进一步完善基本养老保险制度和社会医疗保险制度建设。① 一方面，要在全国层面上不断完善。比如，要进一步完善社会医疗保险制度建设。疾病与年龄有着天然的联系，因此要扩大医疗保障制度对老年疾病尤其是慢性疾病的覆盖，同时，也要科学适度地增加医疗保险的报销比例。这有助于提升医疗保险制度分担老年人因疾病产生的经济风险的能力，对于减少和避免老年人及其家庭的经济状况受到疾病不良影响具有非常重要的意义。

另一方面，要缩小不同群体间养老保障和医疗保障水平的差距。首先，要缩小城乡老年人间的社会保障差距。比如，通过提高新型农村社会养老保险（以下简称新农保）养老金领取额度，以缩小城乡养老保障水平差距。我国针对农村居民新农保的保障水平仍然比较低。有研究显示，尽管新农保的领取降低了农村老年人贫困的程度，但没有显著影响，新农保在农村老年人的减贫养老中并没有起到作用（田子、解垩，2018）。因此，要通过加大财政补贴力度、提高缴费标准、鼓励农村居民多缴费等方式提高新农保养老金额度，增加农村老年人收入，缓解其贫困程度，降低其贫困发生率。

其次，要缩小正规就业者与非正规就业者社会保障水平之间的差距。非正规就业者的生活水平远低于正规就业者，一个

---

① 由于现有的全国性的养老保险制度和社会医疗保险制度是与老年人相关度最高的两种保险制度，因此本研究对需要完善的保险制度的探讨仅涉及养老保险制度和社会医疗保险制度。

根本原因是与就业性质绑定的社会保障体系具有很大差距。与非正规就业相比，正规就业能够更有效地改善就业者的经济状况；正规就业者的社会保障缴费能力和来源稳定，且强制性地由政府、单位和个人共同负担，养老、医疗等社会保障水平更高，而非正规就业者的社会保障缴费能力较弱，费用主要由政府和个人负担，养老、医疗等社会保障水平较低。因此，要改善非正规就业者年老后的生活水平，可以通过提升其就业能力，为其创造更多的正规就业机会，提升其改善生活水平和获得较高水平社会保障的能力；也要以社区、行业协会和劳务派遣公司为非正规就业者的参保载体，以集体参保的形式，形成内部的强制性，限制非正规就业者的退出，同时，鼓励非正规就业者多缴费，适度加大社保缴费的政府补贴力度，缩小非正规就业者和正规就业者之间社会保障水平的差距。

最后，要避免不同职业、不同单位之间差距过大而引致的不公平感（龙玉其，2018）。除了基本养老保险外，我国还有更高层次的企业年金、职业年金等非基本养老保险制度。因此，除了坚持和注重基本养老保险中的公平性外，也要注重更高层次的养老保险的公平性，要将企业年金、职业年金制度体现的职业差异控制在适度范围内，避免过大差异和差距引致的不同职业和单位人员之间的相对剥夺感或不公平感。

第三，建立全国性的长期护理保险制度。失能不仅给老年人的生活质量和心理健康带来非常不良的影响，也给其家庭成员经济、身体、精神等方面都带来沉重的护理负担。事实上，长期护理服务与养老服务、医疗服务一样，都是一项重要的公共服务。建立全国性的长期护理保险制度迫在眉睫。

那在我国应大力发展社会保险性质的还是商业保险性质的护理保险制度？首先，在失能老年人口迅速膨胀的背景下，政府有着不可推卸的责任；其次，公民作为单位或机构中的一员，为单位或者机构的发展做出贡献，单位或机构理当为公民的年老的护理买一部分单；最后，公民作为护理保险的直接受益者，必然为自己的老年护理买单。因此，笔者认为，长期护理保险应该选择社会保险的形式，按照一定比例分配，由个人、政府和单位三方共同承担长期护理保险的投保费用。

第四，要建立和完善主要包括高龄津贴制度和护理津贴制度在内的老年津贴制度。老年津贴制度是一种老年福利制度，它是在正常生活水平的基础上再提高一步，它既不像社会救助需要家计调查，也不像社会保险需要权利与义务相结合。一方面，要建立和完善全国普惠性的高龄津贴制度。我国地方性的实践证明，高龄津贴制度在缓解老年贫困中起到一定作用，但目前高龄津贴制度存在普惠性不足且补贴水平较低的问题，因此，要结合我国国情，建立全国普惠的基础高龄津贴制度，满足老年人的基本生活需求（朱火云等，2015）。另一方面，要建立和完善选择性的护理津贴制度。长期护理费用对于老年人及其家庭来说是一项沉重的负担，对于贫困老年人及其家庭尤为如此，而获得专业的护理，最大可能地获得有质量有尊严的生活是失能老年人的基本权利，因此要为经济困难的老年人提供护理津贴，解决其照料和护理支付能力不足的问题。

（二）完善社区居家养老服务

总体来说，我国社区居家养老服务的发展存在突出的城乡不均的问题。因此，要统筹城乡发展。"统筹"并不是说要"消除差别，完全统一"，而是指城乡老年人在社区居家养老服务方面拥有平等的权利，能够享有均等化的服务。

具体来说，我国社区居家养老服务中存在的一个突出问题就是"一高二低"，即老年人的社区服务需求量高，但服务供给率和利用率都很低（王红，2015）。而这一问题的实质是"低水平均衡陷阱"（林宝，2017），服务供给率低是因为供给方服务成本高，资金与人力不足，服务项目有限且质量不高，信息不对称等；服务利用率低是因为服务需求方的支付能力弱或支付意愿不强等。因此，完善我国社区养老服务体系要从供给侧和需求侧同时着手。

第一，在供给侧方面，要走社会化道路和市场化道路。首先，社会化道路主要包括服务主体、服务队伍、服务客体、资金来源等方面的社会化。①服务主体的社会化是指，由于养老服务是一种公共服务，政府在其中起主导作用，通过向社会组织或市场购买养老服务的方式使养老服务的主体社会化，比如，政府采取向非营利社会组织购买服务的形式，由社会组织管理和运营社区养老服务中心。②服务队伍的社会化是指，除了要加强养老服务专业队伍的培养，还要充分调动社会组织、企业、家庭、在校青少年学生、健康老年人等各方面的社会力量。比如，可以将志愿服务纳入青少年学生的考核体系，从而调动青少年学生为老服务的积极性，可以通过成立、运营和发展"时间储蓄银行"调动健康低龄老年人的积极性，逐渐将志愿为老服务行为慢慢渗透到人们的观念和习惯中，形成良好的社会风尚。③服务客体的社会化是指，社区服务要以老年人为重点服务对象，同时也可以通过为其他一些主体提供特定服务进行创收，从而增加为老年人提供无偿或低偿服务的资金，并将这一举措对民众大力宣传，提升民众的重视程度，激发民众的社会责任感，使民众自主自愿地通过购买社区服务的方式为社区养老服务贡献自己的力量。④资金来源的社会化是指，除了目前主要采取的政府完全购买的方式之外，还应通过社会集资、各方捐助等方式减轻政府财政压力，解决社区养老服务的资金难题。比如，通过在报纸、杂志上刊登公益广告，在电视、网络上传播公益宣传片，增强企业的社会责任感，对为社区养老服务贡献志愿力量的企业要提供政策优惠，甚至可以通过公共媒体为这样的企业进行免费宣传，降低企业的广告和公关成本（张岩松等，2016：69）。

其次，也要走市场化道路。并不是说社区养老服务要完全市场化，而是说要引入市场化机制，通过利用市场化中的激励机制和竞争机制促进社区养老服务质量的提升。利用激励机制是指，允许社区养老服务中心在一定的范围内进行创收，同时充分利用信用增级、监管规定、税收优惠等激励手段；利用竞争机制主要是指，要按照一定的标准和程序对运行社区养老服务中心的机构进行严格筛选。只有充分利用市场化中的激励机制和竞争机制，才能够促进社区养老服务中心的服务供给日益与居民需求相匹配，使服务质量不断得到优化和提升。

第二，在需求侧方面，首先，要打破老年人服务需求满足的路径依赖，比如可以利用传统的板报、发宣传单等方式，也可以利用微信等载体向老年人及其家庭成员宣传社区居家养老服务，使老年人及其家庭渐渐形成可以利用社区居家养老服务满足老年人养老服务需求的观念。其次，要继续完善老年收入保障机制、医疗保障机制，保障和提高老年人的收入，进而提高老年人购买服务的能力。再次，要尽快建立起全国性的长期护理保险制度，为失能老年人分担其特殊养老服务需求的费用和服务负担。最后，还要充分利用家庭经济支持提升老年人使用有偿养老服务的能力。

第三，为促进社区居家养老服务的发展和完善，除了分别在供给侧和需求侧做出努力外，还需要实现供给方和需求方的信任连接和信息连接。①信任连接。实现供给方和需求方的信任连接是老年人接受和使用社区居家养老服务的基础。一些老年人在考虑是否使用其所需要的社区服务时，首先会担心其个人或家庭的问题会向外人暴露，如果认为会暴露，他们宁愿选择拒绝申请使用该项服务（林文亿，2015）。这其实是供给方和需求方缺乏信任连接。因此，在信任连接方面，要加强对服务人员职业素养和职业道德的培养，保证其在服务时遵守保密原则。同时，服务人员也可以签署保密保证书交予老年服务对象，增强老年人对服务人员的信任度。②信息连接。信息化社区居家养老服务是实现供给方和需求方信息连接，实现供需匹配的有力手段。因此，要发展信息化社区居家养老服务，建立和追踪老年人基本信息数据库，服务机构基本信息数据库，管理系统信息数据库，志愿者、企业、社团组织等社会资源信息数据库，建立各数据库的共享机制。

（三）建设老年人非正式支持网络

非正式支持网络存在的基础是包括血缘关系、地缘关系和业缘关系在内的初级社会关系和人生价值取向，因此，对非正式支持网络的建设要从以血缘关系为基础的家庭（包括家庭成员和亲戚）支持，以地缘关系为基础的邻里（也包括同乡）支持，以及以人生价值取向为基础的朋友（也包括同事、同学）支持三方面的建设入手。

1. 强化家庭支持网络

由于家庭是唯一的、天然的，兼具经济支持、照料支持和情感支持功能的"养老机构"，在我国尤其是农村地区，家庭养老一直是最主要，也是最受老年人欢迎的养老方式，家庭支持是老年人最主要也是最重要的非正式社会支持。强化家庭支持网络是保障老年人心理健康的重要措施。因此，要通过舆论创设和"支持家庭"政策等合理强化家庭支持网络，以保证老年人的家庭支持。

第一，通过道德宣传、舆论创设和引导进一步强化家庭支持网络。政府要继续弘扬孝道文化，倡导赡老敬老的传统美德，使老年人家庭认识到给予老年人充分的经济支持、生活照料支持和精神支持，给予老年人家庭成员最大的安全感和归属感的重要性和必要性。同时，政府也要引导和鼓励家庭成员在照顾家里老人时共同承担和分担责任，通过分工合作更好地为老年人的健康提供保障，避免相互推诿。

第二，通过"支持家庭"间接强化家庭支持网络。《中华人民共和国老年人权益保障法》对我国家庭成员在赡养和扶养老年人中的义务进行了明确规定和强调，但关于为家庭服务提供资源，提升家庭成员尽义务的能力，使家庭成员在尽义务时的权利得到保障的"支持家庭"的政策则寥寥无几。因此，首先，要树立"支持家庭"的理念。理念是行动的先导，正确的理念才能指引正确的行动。各级政府部门要正确认识和高度重视家庭和家庭服务政策，在社会福利制度和社会政策的设计和完善中要充分考虑和落实适当的"支持家庭"的政策。其次，要结合国际经验和我国实际制定出因地制宜的发展型家庭政策，譬如，通过提升低收入老人的家庭成员人力资本水平等方式确保其家庭成员的赡养能力；通过税收优惠、现金补助、减免社会保险费、医疗优惠等政策鼓励赡养行为，提高子女赡养老人的自觉性和能力；通过建立适度普惠的家庭服务补贴制度，如护理服务或护理补贴制度、住房无障碍设施服务或补贴制度，为家庭服务提供经济支撑；通过社区、街道等部门组织专业人员为老年人家庭成员提供心理支持、护理支持等方面的培训，为其提供专业指导，提高老年人家庭成员的家庭服务能力和服务质量。

2. 强化邻里支持网络

邻里支持是也是老年人非正式支持网络的重要组成部分，"远亲不如近邻"正是有力证明。但是随着人情日益淡漠，"各人自扫门前雪，莫管他人瓦上霜"的现象越来越普遍，邻里守望互助的传统美德逐渐淡化，而这在城市中更为严重，甚至有学者将城市社区称为"陌生人社区"（何绍辉，2017：7）。因此，要通过积极宣传教育，倡导邻里间应互相关心和帮助，同时也可以通过形成一些长效机制激发社区的志愿力量。比如在老年人互助中，可以逐渐推广"积分制"，即将志愿服务按照一定标准进行积分，积攒到一定分数可以用于兑换生活用品或特定服务，这种激励方式有利于促使邻里互助重新成为良好社会风尚。

3. 强化朋辈支持网络

朋友支持的基础是相近的人生价值取向，因此朋友之间有相同或相似的价值观、爱好和背景，彼此之间有较好的交流和沟通的基础，对于老年人的养老尤其是精神养老具有重要作用。充分发挥朋友支持的作用，首先，要积极营造朋辈互助养老的氛围，引导人们重视亲情，倡导朋友之间的互惠互助；其次，社区要提供一定场所，组织相关活动，为朋辈关系的形成和维系提供途径和平台，促进朋辈互助团队的形成。

（四）增强老年人的主体能动性

预防贫困，首先，要增强个体预防贫困的积极主动性。因此，个体要加强自我养老的意识和能力，在年轻时要提升自己的就业能力，提高自己的就业质量，积极缴纳社会保险，加强养老储备，预防陷入老年贫困的困境。

老年人个体的思想观念和行为方式对其心理健康具有重要影响。首先，老年人要培育正确的权利意识。作为家庭成员，曾经为家里做出贡献，年老时理应受到家人的赡养；作为公民，具有天然的公民身份和社会权利，有权利享有各种各样的社会保障，以维持其基本生存和发展福利，无论公民享有何种社会保障和公共服务，都应该是与他人平等，并受他人尊敬的。所以，老年人尤其是贫困老年人不应有是家庭和社会累赘的心理负担。但同时，老年人的权利意识也应当适度，不应向家庭成员和社会过度索取，过度索取导致老年人不适当的需求无法得到满足，从而对其心理健康产生不良影响。

其次，要对老年人尤其是农村老年人进行闲暇教育，帮助老年人培育正确的休闲观念。合理安排闲暇时间，不仅要进行一些消磨时间型的活动（如收看电视、收听广播），也要多从事一些自我提升型的活动（如读书、看报），更要多进行社会参与，促进老年人的成长与发展。

再次，要积极主动地进行社会参与。老年人应保持开放的心态，走出家门，进行更多的社会参与和社会活动，通过与他人的良性互动和交流提升精神满足感。在有余力的情况下，老年人还可以加入志愿队伍，发挥自身余热，避免社会隔离，也能够深化自身的支持网络。

最后，要主动搜集可寻求帮助的信息，了解可寻求帮助的途径，加强主动寻求帮助的意识。碰到生活中的难题或心理上无法过去的坎儿时，都要积极主动寻求亲人、朋友、社区或其他力量的帮助，及时解决问题。

四 研究展望

本研究通过对老年人贫困、社会支持和心理健康三个方面变量的重点关注，针对通过减缓老年人贫困、完善社区老年服务、建设老年人非正式支持网络和增强老年人的主体能动性以提升老年人心理健康保障水平，促进老年人心理健康提出了一些思考。但囿于研究资料的限制、关注的重点问题等原因，研究仍具有一定的局限性。

第一，心理健康的操作化问题。本研究中将心理健康操作化为生活满意度、抑郁感和孤独感三个指标。由于生活满意度在一定程度上覆盖了抑郁感和孤独感，而且生活满意度是中性的，抑郁感和孤独感是负性的，利用生活满意度、抑郁感和孤独感三个维度来对老年人的心理健康进行测量是有所偏颇的。本书尝试充分利用 CLASS 2014 数据对老年人的心理健康状况进行考察，但该数据中涉及老年人心理健康的变量只包含生活满意度、抑郁感和孤独感，因此，本书只能退而求其次，将心理健康操作化为生活满意度、抑郁感和孤独感。在未来，将对老年人的心理健康进行更加科学的考察。

第二，对相对贫困的关注不够深入。关于相对贫困的测量指标有很多，理论上说，利用的测量指标越多，越可以对相对贫困进行更深入的研究。但因为本书关注的重点变量不仅包括相对贫困，还包括绝对贫困，以及多维度的社会支持，因此只选用了使用较为普遍的 Podder 指数和收入百分位排序作为相对贫困的衡量指标。在未来的研究中，将使用更多的指标对相对贫困进行更为深入的研究。

第三，变量选取具有一定局限。医疗保险是老年人非常重要的社会经济特征，一些研究中将医疗保险作为正式支持的衡量指标之一。由于本书的研究重点是社区支持，因此只需将医疗保险作为控制变量纳入分析模型，但是所使用的 CLASS 2014 数据缺乏这一变量，所以分析模型中缺失医疗保险这一控制变量。在未来的研究中，将对医疗保险对老年人心理健康的影响也进行关注。

第四，社会支持的操作化问题。一方面，社会支持对主体的作用大小，既与主体拥有的社会支持"量"的多少有关，也与社会支持的"质"息息相关。一般来说，社会支持的"量"越多，其对主体的作用越大；社会支持的"质"越好，其对主体的作用也越大。但是在本研究中，无论是对非正式支持的测量，还是对正式支持的测量，都只能对"量"进行，而无法对社会支持的"质"进行考量。因此，在未来的研究中，应该对社会支持的"质"也予以考虑。另一方面，社会支持是双向度的，老年人的社会支持既包括他者对老年人的支持，也包括老年人对他者的支持，但基于老年人是弱势群体，以及本研究的根本出发点是提升老年人心理健康保障水平的考量，本书只对他者给予老年人的支持进行了探讨，对老年人给予他者的社会支持的探讨是未来的研究方向。

第五，本书没有将定量方法和定性方法有机结合。心理是一个复杂的领域，老年人群体有其特殊性，心理健康问题又尤为复杂。因此，只利用定量分析存在很多局限，存在对一些社会变量（文化、观念、关系等）揭示不足等问题。如果通过一些深度的田野个案，将更能呈现其中的复杂性，也将更精彩。事实上，笔者前期进行了探索性调研，并且正是在田野调研中发现了考察这一议题的重要性和紧迫性。但在具体呈现方法上，还是选用定量的方法，因为其具有不可替代的代表性优点。原本也打算在文本中补充田野资料，但是觉得这是两种不同的分析路径，担心无法处理二者关系，遂专攻定量。在未来，笔者将利用定性的田野调研作为补充，进一步丰富和完善现有研究。

参考文献

安宏玉，2012，《大学生父母依恋与孤独感的关系研究：网络自我表露、网络社会支持的调节作用》，硕士学位论文，山西大学。

奥迪·海根纳斯、张宏性，1991，《贫困的定义及测定》，《统计研究》第 2 期。

柏萍、牛国利，2013，《城市社区居家养老服务的发展思路与对策》，《城市观察》第 4 期。

毕洁颖，2016，《中国农户贫困的测量及影响因素研究》，博士学位论文，中国农业科学院。

蔡禾、叶保强、邝子文、卓惠兴，1997，《城市居民和郊区农村居民寻求社会支援的社会关系意向比较》，《社会学研究》第 6 期。

陈柏峰，2009，《代际关系变动与老年人自杀——对湖北京山农村的实证研究》，《社会学研究》第 4 期。

陈彩霞，2003，《北京市城乡老年人生活状况和生活满意度的比较》，《市场与人口分析》第 3 期。

陈家麟，1984，《心理健康与智力发展》，《心理科学通讯》第 2 期。

陈璐、范红丽、赵娜、褚兰兰，2016，《家庭老年照料对女性劳动就业的影响研究》，《经济研究》第 3 期。

陈琪尔、黄俭强，2005，《社区老年人孤独状况与生存质量的相关性研究》，《中国康复医学杂志》第 5 期。

陈庆荣、傅宏，2017，《老年人心理健康状况及其影响因素研究——以江苏省（2012—2014）为例》，《南京师大学报》（社会科学版）第 6 期。

陈友华、苗国，2015，《老年贫困与社会救助》，《山东社会科学》第 7 期。

程新峰、姜全保，2017，《丧偶与老年人主观幸福感研究：性别差异与城乡差异分析》，《人口与发展》第 4 期。

褚雪景，2012，《新农村建设背景下农村社区为老服务体系研究》，硕士学位论文，上海工程技术大学。

慈勤英、邓斯怡，2018，《低保老人生活满意度的子女性别影响分析——以湖北省的实证研究为例》，《西北人口》第 6 期。

慈勤英、宁雯雯，2018，《家庭养老弱化下的贫困老年人口社会支持研究》，《中国人口科学》第 4 期。

邓蓉、John Poulin，2016，《非正式社会支持与中国老人的心理健康》，《贵州社会科学》第 4 期。

丁百仁、王毅杰，2017，《由身至心：中国老年人的失能状态与幸福感》，《人口与发展》第 5 期。

丁建定、李薇，2014，《论中国居家养老服务体系建设中的核心问题》，《探索》第 5 期。

丁赛、李克强，2019，《农村家庭特征对收入贫困标准的影响——基于主观贫困的研究视角》，《中央民族大学学报》

（哲学社会科学版）第 1 期。

丁宇、肖凌、郭文斌、黄敏儿，2005，《社会支持在生活事件——心理健康关系中的作用模型研究》，《中国健康心理学杂志》第 3 期。

董亭月，2017，《社会支持对中国老年人孤独感的影响研究——基于 2014 年中国老年社会追踪调查》，《调研世界》第 8 期。

杜仙怡，2013，《劳动力外流下农村老人家庭养老及心理健康研究》，硕士学位论文，西安科技大学。

方黎明，2016，《社会支持与农村老年人的主观幸福感》，《华中师范大学学报》（人文社会科学版）第 1 期。

冯晓黎、李兆良、高燕、梅松丽、魏冬柏，2005，《经济收入及婚姻家庭对老年人生活满意度影响》，《中国公共卫生》第 12 期。

傅素芬、刘爱伦，2000，《老年人生活事件评价、社会支持、心理健康的关系研究》，《中国行为医学科学》第 3 期。

高翔、王三秀、杨华磊，2018，《养老保险对农村老年贫困缓解效应的性别差异》，《金融经济学研究》第 2 期。

顾昕，2011，《贫困度量的国际探索与中国贫困线的确定》，《天津社会科学》第 1 期。

郭秋菊、靳小怡，2016，《婚姻挤压对农村流动男性养老意愿的影响——基于压力应对理论的分析》，《人口学刊》第 2 期。

郭星华，2001，《城市居民相对剥夺感的实证研究》，《中国人民大学学报》第 3 期。

韩振燕、郑娜娜，2011，《空巢老人心理需求与老年社会服务发展探析——基于南京市鼓楼区的调查研究》，《西北人口》第 2 期。

何绍辉，2017，《陌生人社区：整合与治理》，社会科学文献出版社。

贺寨平，2002，《社会经济地位、社会支持网与农村老年人身心状况》，《中国社会科学》第 3 期。

侯舒燆、袁晓娇、刘杨、蔺秀云、方晓义，2011，《社会支持和歧视知觉对流动儿童孤独感的影响：一项追踪研究》，《心理发展与教育》第 4 期。

胡步舟，2018，《农村女性老年人生活满意度变化及影响因素研究》，硕士学位论文，首都经济贸易大学。

胡宏伟、串红丽、杨帆，2012，《我国老年人心理抑郁感及其影响因素研究》，《燕山大学学报》（哲学社会科学版）第 1 期。

胡洪曙、鲁元平，2012，《收入不平等、健康与老年人主观幸福感——来自中国老龄化背景下的经验证据》，《中国软科学》第 11 期。

胡宓，2012，《社会联系、社会支持与农村老年人情绪问题相关研究》，博士学位论文，中南大学。

胡荣、黄倩雯，2019，《社会资本、休闲方式与老年人的心理健康》，《湖南社会科学》第 1 期。

黄嘉文，2016，《收入不平等对中国居民幸福感的影响及其机制研究》，《社会》第 2 期。

贾坤，2013，《中国农村地区的收入不平等与健康》，《经济问题》第 6 期。

江求川、张克中，2013，《宗教信仰影响老年人健康吗?》，《世界经济文汇》第 5 期。

金灿灿、赵宝宝，2018，《身体健康与老年抑郁和焦虑的关系：朋友社会支持的调节作用》，《中国老年学杂志》第 18 期。

金晓彤、崔宏静，2013，《新生代农民工成就动机与主观幸福感的关系探析——基于社会支持、社会比较倾向的调节作用》，《中国农村观察》第 1 期。

靳永爱、周峰、翟振武，2017，《居住方式对老年人心理健康的影响——社区环境的调节作用》，《人口学刊》第 3 期。

瞿小敏，2018，《空巢 VS. 满堂：居住安排对城市老年人心理健康的影响机制——基于上海市的实证分析》，《中国社会心理学评论》第 2 期。

乐章、马珺，2017，《居住安排对农村老年人心理健康的影响研究——基于社会支持为中介变量的考察》，《湖南农业大学学报》（社会科学版）第 6 期。

黎亚军、高燕、王耘，2013，《青少年网络交往与孤独感的关系：调节效应与中介效应》，《中国临床心理学杂志》第 3 期。

李春花、王大华、陈翠玲、刘永广，2008，《老年人的依恋特点》，《心理科学进展》第 1 期。

李建新，2004，《社会支持与老年人口生活满意度的关系研究》，《中国人口科学》第 S1 期。

李建新、刘保中，2015，《健康变化对中国老年人自评生活质量的影响——基于 CLHLS 数据的固定效应模型分析》，《人口与经济》第 6 期。

李建新、张风雨，1997，《城市老年人心理健康及其相关因素研究》，《中国人口科学》第 3 期。

李强，1996，《绝对贫困与相对贫困》，《中国社会工作》第 5 期。

李强，1998，《社会支持与个体心理健康》，《天津社会科学》第 1 期。

李强、徐刚、张震，2019，《城市高龄独居老人的孤独感及其影响因素研究》，《华东师范大学学报》（哲学社会科学版）第 3 期。

李实古、斯塔夫森，1996，《八十年代末中国贫困规模和程度的估计》，《中国社会科学》第 6 期。

李添、陈翔展、尹述飞、张立春，2018，《婚姻状态对空巢老年人生活满意度和抑郁情绪的影响》，《中国老年学杂志》第 16 期。

李兆良、张兰初、冯晓黎、冀慧玲、彭辉，2008，《城镇"空巢"家庭老年人抑郁状况及对策》，《医学与社会》第 10 期。

李宗华、张风，2012，《农村空巢老人生活满意度差异及影响因素分析》，《东岳论丛》第 6 期。

梁宝勇，2004，《关于心理健康素质及其结构的思考》，《心理与行为研究》第 4 期。

梁樱，2013，《心理健康的社会学视角——心理健康社会学综述》，《社会学研究》第 2 期。

林宝，2017，《养老服务业"低水平均衡陷阱"与政策支持》，《新疆师范大学学报》（哲学社会科学版）第 1 期。

林闻钢，1994，《国外关于贫困程度测量的研究综述》，《经济学动态》第 7 期。

林文亿，2015，《影响老年人使用社区服务的因素：相关理论基国内外研究现状》，《社会保障研究》第 3 期。

刘宏、高松、王俊，2011，《养老模式对健康的影响》，《经济研究》第 4 期。

刘靓、徐慧兰、宋爽，2009，《老年人孤独感与亲子支持、孝顺期待的关系研究》，《中国临床心理学杂志》第 5 期。

刘西国，2015，《代际经济支持健康效应与影响因素研究》，博士学位论文，山东大学。

刘西国，2016，《社交活动如何影响农村老年人生活满意度?》，《人口与经济》第 2 期。

刘艳，1996，《教师心理健康浅论》，《教育理论与实践》第 4 期。

刘远立，2019，《老年健康蓝皮书：中国老年健康研究报告（2018）》，社会科学文献出版社。

刘志荣、倪进发，2002，《城市老年人孤独的相关因素与对策》，《安徽预防医学杂志》第 6 期。

龙玉其，2018，《老年相对贫困与养老保险制度的公平发展——以北京市为例》，《兰州学刊》第 11 期。

卢谢峰、韩立敏，2011，《大学生社会支持对压力与健康关系的调节作用》，《中国学校卫生》第 4 期。

栾文敬、杨帆、串红丽、胡宏伟，2012，《我国老年人心理健康自评及其影响因素研究》，《西北大学学报》（哲学社会科学版）第 3 期。

罗盛、张锦、郭继志、李伟、庄立辉、王雪净、胡善菊、董毅，2016，《山东省老年人生活满意度调查及影响因素分析》，《中国卫生统计》第 3 期。

民政部网站，2014，《2013 年社会服务发展统计公报》，http：//www. gov. cn/xinwen/2014 - 06/17/content _ 2702566. htm。

牛田华、孟庆跃、宋涛、李向云，2009，《农村老年人心理健康影响因素的累积 logistic 回归分析》，《中国健康心理学杂志》第 11 期。

潘露、曾慧、陈嘉，2015，《老年人孤独感对健康的影响及干预研究进展》，《中国老年学杂志》第 4 期。

彭代彦、吴宝新，2008，《农村内部的收入差距与农民的生活满意度》，《世界经济》第 4 期。

彭华茂、尹述飞，2010，《城乡空巢老人的亲子支持及其与抑郁的关系》，《心理发展与教育》第 6 期。

齐亚强、牛建林，2015，《地区经济发展与收入分配状况对我国居民健康差异的影响》，《社会学评论》第 2 期。

丘海雄、陈健民、任焰，1998，《社会支持结构的转变：从一元到多元》，《社会学研究》第 4 期。

任国强、王福珍、罗玉辉，2016，《收入、个体收入剥夺对城乡居民健康的影响——基于 CGSS2010 数据的实证分析》，《南开经济研究》第 6 期。

任强、唐启明，2014，《中国老年人的居住安排与情感健康研究》，《中国人口科学》第 4 期。

沈可、程令国、魏星，2013，《居住模式如何影响老年人的幸福感?》，《世界经济文汇》第 6 期。

孙晶晶、周清杰，2017，《我国中老年人心理健康与收入、收入不平等关系研究》，《中国物价》第 9 期。

孙鹃娟、冀云，2017，《中国老年人的照料需求评估及照料服务供给探讨》，《河北大学学报》（哲学社会科学版）第 5 期。

唐丹，2010，《城乡因素在老年人抑郁症状影响模型中的调节效应》，《人口研究》第 3 期。

唐钧，1997，《确定中国城镇贫困线方法的探讨》，《社会学研究》第 2 期。

陶裕春、李卫国、邱斌、徐元晨，2019，《高龄老年人心理健康与主观幸福感的关系研究：基于性别差异视角》，《老龄科学研究》第 1 期。

陶裕春、申昱，2014，《社会支持对农村老年人身心健康的影响》，《人口与经济》第 3 期。

田圣会，2010，《大学生就业压力实证研究——基于对湖南省十所高校在校大学本科生的调查》，博士学位论文，武汉大学。

田子、解垩，2018，《新农保和城居保对城乡老年人口的减贫效应：基于贫困脆弱性视角的分析》，《公共财政研究》第 5 期。

万莎，2015，《收入不平等、医疗保险与老年人健康》，《山西财经大学学报》第 6 期。

汪三贵、王姮、王萍萍，2007，《中国农村贫困家庭的识别》，《农业技术经济》第 1 期。

王福兴、徐菲菲、李卉，2011，《老年人主观幸福感和孤独感现状》，《中国老年学杂志》第 13 期。

王红，2015，《老年人社会服务需求、供给即利用情况分析——以北京市西城区为例》，《北京交通大学学报》（社会科学版）第 1 期。

王极盛，1982，《第四讲　心理健康与心理卫生》，《医学与哲学》第 12 期。

王俊秀，2014，《社会比较、相对收入与生活满意度》，《社会学评论》第 3 期。

王玲凤，2009，《城市空巢老人心理健康状况的调查》，《中国老年学杂志》第 22 期。

王萍、李树茁，2011，《代际支持对农村老年人生活满意度影响的纵向分析》，《人口研究》第 1 期。

王萍萍、闫芳，2010，《农村贫困的影响面、持续性和返贫情况》，《调研世界》第 3 期。

王少瑾，2007，《收入不平等对中国人口健康影响的实证分析》，《云南财经大学学报》第 3 期。

王小林，2012，《贫困测量：理论与方法》，社会科学文献出版社。

王兴华、王大华、申继亮，2006，《社会支持对老年人抑郁情绪的影响研究》，《中国临床心理学杂志》第 1 期。

王亚楠，2017，《新生代农民工相对剥夺感对生活满意度的影响：社会支持的调节作用》，硕士学位论文，福建师范大学。

王彦方、王旭涛，2014，《影响农村老人生活满意度和养老模式选择的多因素分析——基于对留守老人的调查数据》，《中国经济问题》第 5 期。

韦璞，2012，《老年人孤独感差异及影响因素分析》，《社会工作》第 10 期。

韦艳、刘旭东、张艳平，2010，《社会支持对农村老年女性孤独感的影响研究》，《人口学刊》第 4 期。

卫龙宝、储雪玲、王恒彦，2008，《我国城乡老年人口生活质量比较研究》，《浙江大学学报》（人文社会科学版）第 6 期。

温湖炜、郭子琪，2015，《我国收入不平等对居民健康影响的经验研究》，《卫生经济研究》第 5 期。

温兴祥，2018，《相对剥夺对农村中老年人健康状况的影响——基于中国健康与养老追踪调查数据的分析》，《中国农村观察》第 6 期。

温兴祥、程超，2017，《贫困是否影响农村中老年人的精神健康——基于 CHARLS 数据的实证研究》，《南方经济》第 12 期。

吴国婷、张敏强、倪雨菡、杨亚威、漆成明、吴健星，2018，《老年人孤独感及其影响因素的潜在转变分析》，《心理学报》第 9 期。

吴捷，2008，《老年人社会支持、孤独感与主观幸福感的关系》，《心理科学》第 4 期。

吴捷，2010，《城市低龄老年人的需要、社会支持和心理健康关系的研究》，博士学位论文，南开大学。

吴岳、郭成，2011，《老年人社会支持的相关研究述评》，《黑龙江教育学院学报》第1期。

吴振云，2003，《老年心理健康的内涵、评估和研究概况》，《中国老年学杂志》第12期。

夏会珍、王亚柯，2021，《老年人收入结构与收入不平等研究》，《北京社会科学》第7期。

向运华、姚虹，2016，《城乡老年人社会支持的差异以及对健康状况和生活满意度的影响》，《华中农业大学学报》（社会科学版）第6期。

肖海翔、李盼盼，2019，《照料孙辈对我国农村中老年人心理健康的影响》，《中国卫生政策研究》第2期。

肖水源，1994，《〈社会支持评定量表〉的理论基础与研究应用》，《临床精神医学杂志》第2期。

肖佑恩、魏中海、王齐庄、易法海，1989，《关于大别山地区贫困标准定量分析的简要报告》，《中国科技论坛》第1期。

解垩，2015，《"新农保"对农村老年人劳动供给及福利的影响》，《财经研究》第8期。

谢立峰，1987，《如何确定贫困标准》，《统计》第1期。

谢其利、宛蓉、张睿、江光荣，2016，《歧视知觉与农村贫困大学生孤独感：核心自我评价、朋友支持的中介作用》，《心理发展与教育》第5期。

谢倩、陈谢平、张进辅、洪显利，2011，《大学生犬儒态度与生活满意度的关系：社会支持的调节作用》，《心理发展与教育》第2期。

谢识予、娄伶俐、朱弘鑫，2010，《显性因子的效用中介、社会攀比和幸福悖论》，《世界经济文汇》第 4 期。

辛素飞、岳阳明、辛自强、林崇德，2018，《1996 至 2015 年中国老年人社会支持的变迁：一项横断历史研究》，《心理发展与教育》第 6 期。

邢占军，2011，《我国居民收入与幸福感关系的研究》，《社会学研究》第 1 期。

熊跃根，1999，《我国城市居家老年人晚年生活满意程度研究——对一项调查结果的分析》，《人口与经济》第 4 期。

徐静、徐永德，2009，《生命历程理论视域下的老年贫困》，《社会学研究》第 6 期。

徐勤，2001，《高龄老人的心理状况分析》，《人口学刊》第 5 期。

许佃兵、孙其昂，2011，《完善我国社会养老服务体系的深层思考——基于江苏养老服务现状的考察分析》，《学海》第 6 期。

闫志民、李丹、赵宇晗、余林、杨逊、朱水容、王平，2014，《日益孤独的中国老年人：一项横断历史研究》，《心理科学进展》第 7 期。

严建雯、李安彬，2008，《空巢老年人心理健康影响因素的模型建构》，《浙江社会科学》第 3 期。

杨华，2014，《农民分化程度与农村阶层关系状况》，《人文杂志》第 7 期。

杨菊华、陈志光，2010，《老年绝对经济贫困的影响因素：一个定量和定性分析》，《人口研究》第 5 期。

杨强、叶宝娟，2014，《感恩对青少年生活满意度的影响：领悟社会支持的中介作用及压力性生活事件的调节作用》，《心理科学》第 3 期。

杨赞、方帅、樊颖，2018，《基于居住选择与居住意愿的中国老年人生活满意度的微观研究》，《华东师范大学学报》（哲学社会科学版）第 6 期。

于长永、董敏琳、马瑞丽，2019，《代际关系质量对农村老年贫困的影响——基于全国 12 个省份 1395 份基层调查数据的实证分析》，《农业技术经济》第 5 期。

余乐，2017，《低龄老年人一般自我效能感与心理健康：家庭支持的中介作用》，硕士学位论文，上海师范大学。

岳经纶、张虎平，2018，《收入不平等感知、预期与幸福感——基于 2017 年广东省福利态度调查数据的实证研究》，《公共行政评论》第 3 期。

曾毅、顾大男，2002，《老年人生活质量研究的国际动态》，《中国人口科学》第 5 期。

张军华，2010，《幸福感城乡差异的元分析》，《社会》第 2 期。

张立龙，2015，《居住安排对老年人孤独感的影响》，《老龄科学研究》第 2 期。

张奇林、赵青，2011，《我国社区居家养老模式发展探析》，《东北大学学报》（社会科学版）第 5 期。

张硕、陈功，2015，《中国城市老年人社会隔离现状与影响因素研究》，《人口学刊》第 4 期。

张文宏、阮丹青，1999，《城乡居民的社会支持网》，《社会学研究》第 3 期。

张文娟、李树茁，2004，《代际支持对高龄老人身心健康状况的影响研究》，《中国人口科学》第 S1 期。

张文娟、刘瑞平，2016，《中国老年人社会隔离的影响因素分析》，《人口研究》第 5 期。

张岩松等，2016，《社会养老服务体系建设研究》，东北财经大学出版社。

张岩、周炎根、雷婷婷、王芳、杨青，2016，《老年人乐观、社会支持和孤独感的关系以及失能的调节效应》，《中国老年学杂志》第 20 期。

张艳，2013，《相对剥夺感的经济学理论与实证研究》，硕士学位论文，西南财经大学。

张月云、李建新，2018，《老年人失能水平与心理健康：年龄差异及社区资源的调节作用》，《学海》第 4 期。

章蓉、李放，2019，《江苏省城乡老年人生活满意度及其影响因素分析》，《人口与社会》第 1 期。

章洵，2015，《生育史与农村老年人主观生活质量研究》，博士学位论文，华中科技大学。

赵冬缓、兰徐民，1994，《我国测贫指标体系及其量化研究》，《中国农村经济》第 3 期。

赵忻怡、潘锦棠，2014，《城市女性丧偶老人社会活动参与和抑郁状况的关系》，《妇女研究论丛》第 2 期。

郑志丹、郑研辉，2017，《社会支持对老年人身体健康和生活满意度的影响——基于代际经济支持内生性视角的再检验》，《人口与经济》第 4 期。

《中国农村贫困标准》课题组，1990，《中国农村贫困标准研究》，《统计研究》第 6 期。

中国人民大学中国调查与数据中心，2014，《2014 年中国老年社会追踪调查（CLASS）报告》。

周彬、齐亚强，2012，《收入不平等与个体健康——基于2005 年中国综合社会调查的实证分析》，《社会》第 5 期。

周大元，2017，《居家养老服务的现状分析及路径探究——以南京莫愁湖街道为例》，硕士学位论文，南京师范大学。

周晓虹，1993，《现代社会心理学史》，中国人民大学出版社。

朱火云、夏会琴、李利娜、高和荣，2015，《基础普惠型高龄津贴制度研究》，《人口学刊》第 1 期。

朱建芳、杨晓兰，2009，《中国转型期收入与幸福的实证研究》，《统计研究》第 4 期。

朱薇，2019，《互联网使用与老年人心理健康——基于实证研究与社工干预构想》，硕士学位论文，南京大学。

朱智贤主编，1989，《心理学大词典》，北京师范大学出版社。

Abe, Y., Fujise, N., Fukunaga, R., Nakagawa, Y., & Ikeda, M. 2012. "Comparisons of the Prevalence of and Risk Factors for Elderly Depression Between Urban and Rural Populations in Japan." *International Psychogeriatrics* 24 (8): 1235 – 1241.

Abrams, R. C., Lachs, M., Mcavay, G., Keohane, D. J., & Bruce, M. L. 2002. "Predictors of Self-neglect in

Community-Dwelling Elders. " *American Journal of Psychiatry* 159 (10): 1724 – 1730.

Anderson, R. 2018. *Disabled and Out? Social Interaction Barriers and Mental Health Among Older Adults with Physical Disabilities.* Nebraska: University of Nebraska-Lincoln.

Aneshensel, C. S. 1992. " Social Stress: Theory and Research. " *Annual Review of Sociology* 18 (1): 15 – 38.

Antonovsky, A. 1979. *Health, Stress and Coping.* San Francisco: Jossey-Bass.

Arendt, J. N. 2005. "Income and 'Outcomes' for Elderly: Do the Poor Have a Poorer Life?" *Social Indicators Research* 70 (3): 327 – 347.

Avison, W. R. & Turner, R. J. 1988. "Stressful Life Events and Depressive Symptoms: Disaggregating the Effects of Acute Stressors and Chronic Strains. " *J Health Soc Behav* 29 (3): 253 – 264.

Billings, A. G. , Cronkite, R. C. , & Moos, R. H. 1983. " Social-Environmental Factors in Unipolar Depression: Comparisons of Depressed Patients and Nondepressed Controls. " *Journal of Abnormal Psychology* 92 (2): 119 – 133.

Bjelland, I. , Dahl, A. A. , Haug, T. T. , & Neckelmann, D. 2002. " The Validity of the Hospital Anxiety and Depression Scale: An Updated Literature Review. " *Journal of Psychosomatic Research* 52 (2): 69 – 77.

Boes, S. & Winkelmann, R. 2010. " The Effect of Income

on General Life Satisfaction and Dissatisfaction. " *Social Indicators Research* 95 (1): 111 – 128.

Bondevik, M. & Skogstad, A. 1996. " Loneliness Among the Oldest Old, a Comparison Between Residents Living in Nursing Homes and Residents Living in the Community. " *International Journal of Aging & Human Development* 43 (3): 181 – 197.

Bowling, A. & Browne, P. D. 1991. " Social Networks, Health, and Emotional Well-Being Among the Oldest Old in London. " *Journal of Gerontology* 46 (1): S20 – S32.

Callan, M. J. , Shead, N. W. , & Olson, J. M. 2011. " Personal Relative Deprivation, Delay Discounting, and Gambling. " *Journal of Personality and Social Psychology* 101 (5): 955 – 973.

Chalise, H. N. , Kai, I. , & Saito, T. 2010. " Social Support and Its Correlation with Loneliness: A Cross-cultural Study of Nepalese Older Adults. " *The International Journal of Aging and Human Development* 71 (2): 115 – 138.

Chi, I. , Yip, P. S. , Chiu, H. F. K. , Chou, K. L. , Chan, K. S. , Chi, W. K. , & Yeates, C. 2005. " Prevalence of Depression and Its Correlates in Hong Kong's Chinese Older Adults. " *American Journal of Geriatric Psychiatry Official Journal of the American Association for Geriatric Psychiatry* 13 (5): 409 – 416.

Chiao, C. , Weng, L. J. , & Botticello, A. L. 2011. "Social Participation Reduces Depressive Symptoms Among Older Adults: An 18-year Longitudinal Analysis in Taiwan. " *BMC Public*

Health 11 （1）: 292 - 300.

Choi, N. G. & Ha, J. H. 2011. "Relationship Between Spouse/Partner Support and Depressive Symptoms in Older Adults: Gender Difference. " *Aging & Mental Health* 15 （3）: 307 -317.

Chou, K. & Chi, I. 2003. "Reciprocal Relationship Between Social Support and Depressive Symptoms Among Chinese Elderly. " *Aging & Mental Health* 15 （3）: 224 -231.

Cobb, S. 1976. "Social Support as a Moderator of Life Stress. " *Psychosomatic Medicine* 38 （5）: 300 -314.

Cohen, J. 1988. *Statistical Power Analysis for the Behavioral Sciences* （2nd Edition）. New York: Routledge.

Cohen, S. , Kamarck, T. , & Mermelstein, R. 1983. "A Global Measure of Perceived Stress. " *J Health Soc Behav* 24 （4）: 385 -396.

Compas, B. E. , Connor-Smith, J. K. , Jennifer, K. , Saltzman, H. , Thomsen, A. H. , & Wadsworth, M. E. 2001. "Coping with Stress During Childhood and Adolescence: Problems, Progress, and Potential in Theory and Research. " *Psychological Bulletin* 127 （1）: 87 -127.

Corcoran, P. & Nagar, A. 2010. "Suicide and Marital Status in Northern Ireland. " *Social Psychiatry & Psychiatric Epidemiology* 45 （8）: 795 -800.

Crosby, F. 1976. "A Model of Egotistical Relative Deprivation. " *Psychol Rev* 83 （2）: 85 -113.

Dahlem, N. W. , Zimet, G. D. , & Walker, R. R. 1991.

"The Multidimensional Scale of Perceived Social Support: A Confirmation Study." *J Clin Psychol* 47 (6): 756 – 761.

Das, J., Do, Q. T., & Friedman, J. 2007. "Mental Health and Poverty in Developing Countries: Revisiting the Relationship." *Social Science and Medicine* 65 (3): 467 – 480.

Dean, A. & Lin, N. 1977. "The Stress-Buffering Role of Social Support." *Journal of Nervous & Mental Disease* 165 (6): 403.

Diener, E. & Biswas-Diener, R. 2002. "Will Money Increase Subjective Well-Being? A Literature Review and Guide to Needed Research." *Social Indicators Research* 57 (2): 119 – 169.

Dijkstra, P., Kuyper, H., Van Der Werf, G., Bunk, A. P., & Van Der Zee, Y. G. 2008. "Social Comparison in the Classroom: A Review." *Review of Educational Research* 78 (4): 828 – 879.

Dykstra, P. A. & Jenny, D. J. G. 2004. "Gender and Marital-History Differences in Emotional and Social Loneliness Among Dutch Older Adults." *Canadian Journal on Aging/La Revue Canadienne du Vieillissement* 23 (2): 141 – 155.

Easterlin, R. 2001. "Income and Happiness: Towards a Unified Theory." *The Economic Journal* 111 (4): 465 – 484.

Eibner, C. & Evans, W. N. 2005. "Relative Deprivation, Poor Health Habits, and Mortality." *The Journal of Human Resources* 40 (3): 591 – 620.

Eibner, C., Sturn, R., & Gresenz, C. R. 2004. "Does Relative Deprivation Predict the Need for Mental Health

Services?" Journal of Mental Health Policy & Economics 7 （4）: 167.

Elgar, F. J. , Clercq, B. D. , Schnohr, C. W. , Bird, P. , Pickett, K. E. , Torsheim, T. , Hofmann, F. , & Currie, C. 2013. " Absolute and Relative Family Affluence and Psychosomatic Symptoms in Adolescents. " *Social Science & Medicine* 91: 25 – 31.

Emerson, K. G. & Jayawardhana, J. 2016. " Risk Factors for Loneliness in Elderly Adults. " *Journal of the American Geriatrics Society* 64 （4）: 886 – 887.

Evans, G. W. , Kantrowitz, E. , & Eshelman, P. 2002. "Housing Quality and Psychological Well-Being among the Elderly Population. " *The Journals of Gerontology Series B: Psychological Sciences and Social Sciences* 57 （4）: 381 – 383.

Ferrer-I-Carbonell, A. , Frijters, P. 2004. " How Important Is Methodology for the Estimates of the Determinants of Happiness?" *The Economic Journal* 114 （497）: 641 – 659.

Folkman, S. & Lazarus, R. S. 1980. " An Analysis of Coping in a Middle-Aged Community Sample. " *Journal of Health and Social Behavior* 21 （3）: 219 – 239.

Folkman, S. & Lazarus R. S. 1985. " If It Changes It Must Be a Process: Study of Emotion and Coping During Three Stages of a College Examination. " *Journal of Personality and Social Psychology* 48 （1）: 150 – 170.

Fukunaga, R. , Abe, Y. , Nakagawa, Y. , Koyama, A. , Fujise, N. , & Ikeda, M. 2012. "Living Alone is Associated with

Depression Among the Elderly in a Rural Community in Japan. "
Psychogeriatrics: *The Official Journal of the Japanese Psychogeriatric Society*
12 (3): 179 – 185.

Gartrell, C. D. 2002. " The Embeddedness of Social
Comparison. " In *Relative Deprivation*: *Specification*, *Development*,
and Integration. United Kingdom: Cambridge University Press.

Gero, K. , Kondo, K. , Kondo, N. , Shirai, K. , &
Kawachi, I. 2017. " Association of Relative Deprivation and
Income Rank with Depressive Symptoms Among Older Adults in
Japan. " *Social Science & Medicine* 189 (C): 138 – 144.

Glaesmer, H. , Riedel-Heller, S. , Braehler, E. , Spangenber,
L. , & Lupa, M. 2011. "Age-and Gender-Specific Prevalence and Risk
Factors for Depressive Symptoms in the Elderly: A Population-Based
Study. " *International Psychogeriatrics* 23 (8): 1294 – 1300.

Gold, J. H. 1998. " Gender Differences in Psychiatric Illness
and Treatments: A Critical Review. " *Journal of Nervous & Mental
Disease* 186 (12): 769.

Grunert, K. & Oelander F. 1989. *Understanding Economic Behaviour.*
Dordrecht: Kluwer Academic Publishers.

Guesta, M. B. & Budria, S. 2015. " Income Deprivation and
Mental Well-Being: The Role of Non-Cognitive skills. " *Economics
and Human Biology* 17: 16 – 28.

Hamad, R. , Fernald, L. C. H. , & Zinman, D. S. K.
2008. "Social and Economic Correlates of Depressive Symptoms
and Perceived Stress in South African Adults. " *Journal of*

Epidemiology and Community Health 62 （6）： 538 – 544.

Hanandita, W. & Tampubolon, G. 2014. "Does Poverty Reduce Mental Health? An Instrumental Variable Analysis." *Social Science Medicine* 113 （5）： 59 – 67.

Hays, R. D. & DiMatteo, M. R. 1987. "A Short-Form Measure of Loneliness." *Journal of Personality Assessment* 51 （1）： 69 – 81.

Ho, F. C. 2003. "Living Arrangements and Mental Health of the Elderly in Taiwan." *Birmingham*： *The University of Alabama* 10 （1 – 2）： 53 – 78.

Hojat, M. & Crandall, R. 1989. *Loneliness*： *Theory, Research, and Application.* Newbury Park CA： Sage.

Hounkpatin, H. O. , Wood, A. M. , & Dunn, G. 2016. "Does Income Relate to Health Due to Psychosocial or Material Factors? Consistent Support for the Psychosocial Hypothesis Requires Operationalization with Income Rank Not the Yitzhaki Index." *Social Science Medicine* 150 （C）： 64 – 78.

House, J. S. , Umberson, D. , & Landis, K. R. 1988. "Structures and Processes of Social Support." *Annual Review of Sociology* 14 （1）： 293 – 318.

Hsu, Hui-Chuan. 2010. "Trajectory of Life Satisfaction and Its Relationship With Subjective Economic Status and Successful Aging." *Social Indicators Research* 99 （3）： 455 – 468.

Hughes, M. & Gove, W. R. 1981. "Living Alone, Social Integration, and Mental Health." *American of Sociology* 87 （1）：

48 - 74.

Hughes, M. E., Waite, L. J., Hawkley, L. C., & Cacioppo, J. T. 2016. "A Short Scale for Measuring Loneliness in Large Surveys: Results from Two Population-Based Studies." *Res Aging* 26 (6): 655 - 672.

Iecovich, E. & Biderman, A. 2012. "Attendance in Adult Day Care Centers and Its Relation to Loneliness Among Frail Older Adults." *International Psychogeriatrics* 24 (3): 439 - 448.

Iecovich, E., Barasch, M., Mirsky, J., Kaufman, R., Avgar, A., & Koi-Fogeison, A. 2010. "Social Support Networks and Loneliness Among Elderly Jews in Russia and Ukraine." *Journal of Marriage Family* 66 (2): 306 - 317.

Joffe, P. E. & Bast, B. A. 1978. "Coping and Defense in Relation to Accommodation Among a Sample of Blind Men." *The Journal of Nervous and Mental Disease* 166 (8): 537 - 552.

Kahn, J. R. & Fazio, E. M. 2005. "Economic Status Over the Life Course and Racial Disparities in Health." *J Gerontol B Psychol Sci Soc Sci* 60 (2): 76 - 84.

Kanner, A. D., Coyne, J. C., Schaefer, C., & Lazarus, R. S. 1981. "Comparison of Two Modes of Stress Measurement: Daily Hassles and Uplifts Versus Major Life Events." *Journal of Behavioral Medicine* 4 (1): 1 - 39.

Karren, K. J., Hafen, B. Q., & Smith, N. L. 2001. *Mind/ Body Health: The Effects of Attitudes, Emotions, and Relationships* (2nd ed.). San Francisco: Benjamin Cummings.

Kawamoto, R. , Yoshida, O. , Oka, Y. , & Kodama, A. 2010. "Influence of Living Alone on Emotional Well-Being in Community-Dwelling Elderly Persons. " *Geriatrics Gerontology International* 5 (3): 152 – 158.

Kim, B. J. , Sangalang, C. C. , & Kihl, T. 2012. "Effects of Acculturation and Social Network Support on Depression Among Elderly Korean Immigrants. " *Aging Mental Health* 16 (6): 787 – 794.

Kim, J. , Richardson, V. , Park, B. , & Park, M. 2013. " A Multilevel Perspective on Gender Differences in the Relationship Between Poverty Status and Depression Among Older Adults in the United States. " *J Women Aging* 25 (3): 207 – 226.

Kim, O. 1999. "Predictors of Loneliness in Elderly Korean Immigrant Women Living in the United States of America. " *Journal of Advanced Nursing* 29 (5): 1082 – 1088.

Kozma, A. & Stones, M. J. 1980. " The Measurement of Happiness: Development of the Memorial University of Newfoundland Scale of Happiness (MUNSH) . " *J Geronto* 35 (6): 906 – 912.

Kraus, L. A. , Davis, M. H. , Bazzini, D. , Church, M. , & Kirchman, C. M. 1993. "Personal and Social Influences on Loneliness: The Mediating Effect of Social Provisions. " *Social Psychology Quarterly* 56 (1): 37 – 53.

Kuo, C. T. & Chiang, T. L. 2013. " The Association Between Relative Deprivation and Self-Rated Health, Depressive

Symptoms, and Smoking Behavior in Taiwan. " *Social Science Medicine* 89 （C）: 39 – 44.

Lee, C. Y. & Goldstein, S. E. 2016. "Loneliness, Stress, and Social Support in Young Adulthood: Does the Source of Support Matter?" *Journal of Youth and Adolescence* 45 （3）: 568 – 580.

Lei, X. , Sun, X. , Strauss, J. , Zhang, P. , & Zhao, Y. 2014. "Depressive Symptoms and SES Among the Mid-Aged and Elderly in China: Evidence from the China Health and Retirement Longitudinal Study National Baseline. " *Social Science Medicine* 120 （C）: 224 – 232.

Li, H. , Ji, Y. , & Chen, T. 2014. "The Roles of Different Sources of Social Support on Emotional Well-Being Among Chinese Elderly. " *PLOS ONE* 9 （3）: 1 – 8.

Li, L. W. , Liu, J. , Zhang, Z. , Xu, H. 2015. "Late-Life Depression in Rural China: Do Village Infrastructure and Availability of Community Resources Matter?" *International Journal of Geriatric Psychiatry* 30 （7）: 729 – 736.

Lin, N. , Dean, A. , & Ensel, W. M. 1981. " Social Support Scales: A Methodological Note. " *Schizophrenia Bulletin* 7 （1）: 73 – 89.

Lin, N. , Ensel, W. M. , Simeone, R. S. , Ensel, W. M. , & Kuo, W. 1979. "Social Support, Stressful Life Events, and Illness: A Model and an Empirical Test. " *J Health Soc Behav* 20 （2）: 108 – 119.

Lin, N. , Ye, X. , & Ensel, W. M. 1999. " Social

Support and Depressed Mood: A Structural Analysis. ” *Journal of Health and Social Behavior* 40 （4）: 344 – 359.

Liu, L. J. , Sun, X. , Zhang, C. L. , & Guo, Q. 2007. “Health-Care Utilization Among Empty-Nesters in the Rural Area of a Mountainous County in China. ” *Public Health Reports* 122 （3）: 407 – 413.

Lubben, J. , Blozik, E. , Gillmann, G. , Illiffe, S. , Kruse, W. Von, R. , & Stuck, A. E. 2006. “Performance of an Abbreviated Version of the Lubben Social Network Scale Among Three European Community-Dwelling Older Adult Populations. ” *The Gerontologist* 46 （4）: 503 – 513.

Lundman, B. , Lena, A. , Jonsén, E. , Lövheim, H. , Nygren, B. , Fischer, R. S. , Strandberg, G. , & Norberg, A. 2012. “Inner Strength in Relation to Functional Status, Disease, Living Arrangements, and Social Relationships Among People Aged 85 Years and Older. ” *Geriatric Nursing* 33 （3）: 167 – 176.

Mair, C. , Roux, A. V. D. , & Morenoff, J. D. 2010. “Neighborhood Stressors and Social Support as Predictors of Depressive Symptoms in the Chicago Community Adult Health Study. ” *Health Place* 16 （5）: 811 – 819.

Maite, B. C. & Santiago B. 2013. *Does Income Deprivation Affect People's Mental Wellbeing?* Madrid: Banco De Espana.

Marmot, M. & Wilkinson, R. G. 2001. “Psychosocial and Material Pathways in the Relation Between Income and Health: A Response to Lynch et al. ” *BMJ* 322 （7296）: 1233 – 1236.

Marx, K. 1847. "Wage, Labour and Capital." https://www. marxists. org/archive/marx/works/1847/wage-labour/ch06. htm.

Meng, X. H. , Tao, F. B. , Wan, Y. H. , Hu, Y. , & Wang, R. X. 2011. "Coping as a Mechanism Linking Stressful Life Events and Mental Health Problems in Adolescents. " *Biomedical and Environmental Sciences*: BES 24 (6): 649 – 655.

Merton, R. K. & Kitt A. S. 1950. *Contributions to the Theory of Reference Group Behavior*. Glencoe, IL: Free Press.

Mishra, S. & Carleton, R. N. 2015. "Subjective Relative Deprivation Is Associated With Poorer Physical and Mental Health. " *Social Science Medicine* 147 (10): 44 – 149.

Mphil, J. D. 2013. "Hard Times and Common Mental Health Disorders in Developing Countries: Insights from Urban Ghana. " *Journal of Behavioral Health Services Research* 40 (1): 71 – 87.

Mullins, L. C. , Johnson, D. P. , & Andersson, L. 1987. "Loneliness of the Elderly: The Impact of Family and Friends. " *Journal of Social Behavior Personality* 2: 225 – 238.

Mumford, D. B. , Minhas, F. A. , Akhtar, I. , Akhter, S. , & Mubbashar, M. 2000. "Stress and Psychiatric Disorder in Urban Rawalpindi Community Survey. " *The British Journal of Psychiatry* 177 (6): 557 – 562.

Mummendey, A. , Kessler, T. , Klink, A. , & Mieke, R. 1999. "Strategies to Cope with Negative Social Identity: Predictions by Social Identity Theory and Relative Deprivation

Theory. " *J Pers Soc Psychol* 76 (2): 229 – 245.

Muramatsu, N. , Yin, H. , & Hedeker, D. 2010. "Functional Declines, Social Support, and Mental Health in the Elderly: Does Living in a State Supportive of Home and Community-Based Services Make a Difference?" *Social Science Medicine* 70 (7): 1050 – 1058.

Murata, C. , Kondo, K. , Hirai, H. , Ichida, Y. , & Ojima, T. 2008. "Association Between Depression and Socio-Economic Status Among Community-Dwelling Elderly in Japan: The Aichi Gerontological Evaluation Study (AGES) . " *Health Place* 14 (3): 406 – 414.

Myer, L. , Stein, D. J. , Grimsrud, A. , Seedat, S. , & Williams, D. R. 2008. " Social Determinants of Psychological Distress in a Nationally-Representative Sample of South African Adults. " *Social Science and Medicine* 66 (8): 1828 – 1840.

Nicholson, A. , Pikhart, H. , Pajak, A. , Malyutina, S. , Kubinova, R. , Peasey, A. , Topor-Madry, R. , Nikitin, Y. , Capkova, N. , Marmot, M. , & Bobak, M. 2008. " Socio-Economic Status Over the Life-Course and Depressive Symptoms in Men and Women in Eastern Europe. " *Journal of Affective Disorders* 105 (1 – 3): 125 – 136.

Park, J. & Roh, S. 2012. "Daily Spiritual Experiences, Social Support, and Depression Among Elderly Korean Immigrants. " *Aging and Mental Health* 17 (1): 102 – 108.

Park, J. , Roh, S. , & Yeo, Y. 2012. " Religiosity,

Social Support, and Life Satisfaction Among Elderly Korean Immigrants. " *Gerontologist* 52（5）：641 – 649.

Patel, V. , Araya, R. , Lima, M. de. , Ludermir, A. , & Todd, C. 1999. "Women, Poverty and Common Mental Disorders in Four Restructuring Societies. " *Social Science Medicine* 49（11）：1461.

Pearlin, L. I. , Menaghan, E. G. , Lieberman, M. A. , Menaghan, E. G. , & Mullan, J. T. 1981. "The Stress Process. " *Journal of Health Social Behavior* 22（4）：337 – 356.

Pearson, V. 1995. "Goods on Which One Loses：Women and Mental Health in China. " *Social Science Medicine* 41（8）：1159 – 1173.

Peplau, L. A. & Perlman, D. 1982. *Loneliness：A Sourcebook of Current Theory, Research and Therapy.* New York：John Wiley & Sons.

Pinquart, M. & Sorensen, S. 2001. "Influences on Loneliness in Older Adults：A Meta-Analysis. " *Basic and Applied Social Psychology* 23（4）：245 – 266.

Podder, N. 1996. "Relative Deprivation, Envy and Economic Inequality. " *Cyclos* 52（3）：441 – 484.

Poulin, J. , Deng, R. , Ingersoll, T. S. , Witt, H. , & Swain, M. 2012. "Perceived Family and Friend Support and the Psychological Well-Being of American and Chinese Elderly Persons. " *Journal of Cross-Cultural Gerontology* 27（4）：305 – 317.

Radloff, L. S. 1977. "The CES-D Scale：A Self-Report

Depression Scale for Research in the General Population. " *Applied Psychological Measurement* 1 （3）: 385 – 401.

Raffaelli, M. , Andrade, F. C. D. , Wiley, A. R. , Sanchez-Armass, O. , Edwards, L. L. , & Aradillas-Garcia, C. 2013. "Stress, Social Support, and Depression: A Test of the Stress-Buffering Hypothesis in a Mexican Sample. " *Journal of Research on Adolescence* 23 （2）: 283 – 289.

Ray, C. , Lindop, J. , & Gibson, S. 1982. " The Concept of Coping. " *Psychological Medicine* 12 （2）: 385 – 395.

Rice, P. L. 1992. *Stress and Health* （2nd ed. ） . Belmont, C. A. , US: Thomson Brooks/Cole Publishing Co.

Roh, S. , Burnette, C. E. , Lee, K. H. , Lee, Y. S. , Easton, S. D. , & Lawler, M. J. 2015. " Risk and Protective Factors for Depressive Symptoms Among American Indian Older Adults: Adverse Childhood Experiences and Social Support. " *Aging* & *Mental Health* 19 （4）: 371 – 380.

Rowntree, B. S. 1901. *Poverty: A Study of Town Life.* London: Macmillan Publishers.

Runcan, P. L. 2012. " Elderly Institutionalization and Depression. " *Procedia-Social and Behavioral Sciences* 33: 109 – 113.

Runciman, W. G. 1966. *Relative Deprivation and Social Justice.* London: Routledge Kegan Paul.

Samman, E. 2013. " Poor and Dissatisfied? Income Poverty, Poverty Transitions and Life Satisfaction in Chile. " *Journal of Poverty and Social Justice* 21 （1）: 19 – 31.

Schaefer, C., Coyne, J. C., & Lazarus, R. S. 1981. "The Health-Related Functions of Social Support." *Journal of Behavioral Medicine* 4 (4): 381 – 406.

Schulz, R., Beach, S. R., Ives, D. G., Martire, L. M., Ariyo, A. A., & Kop, W. J. 2000. "Association Between Depression and Mortality in Older Adults: The Cardiovascular Health Study." *Archives of Internal Medicine* 160 (12): 1761 – 1768.

Sen, A. 1999. *Development as Freedom.* Oxford: Oxford University Press.

Shankar, A., Hamer, M., McMunn, A., & Stepoe, A. 2013. "Social Isolation and Loneliness: Relationships with Cognitive Function During 4 years of Follow-up in the English Longitudinal Study of Ageing." *Psychosomatic Medicine* 75 (2): 161 – 170.

Shiovitz-Ezra, S. & Leitsch, S. A. 2010. "The Role of Social Relationships in Predicting Loneliness: The National Social Life, Health, and Aging Project." *Social Work Research* 34 (3): 157 – 167.

Shumaker, S. A. & Brownell, A. 1984. "Toward a Theory of Social Support: Closing Conceptual Gaps." *Journal of Social Issues* 40 (4): 11 – 36.

Silverstein, M., Chen, X., & Heller, K. 1996. "Too Much of a Good Thing? Intergenerational Social Support and the Psychological Well-Being of Older Parents." *Journal of Marriage and*

Family 40 （4）: 970 – 982.

Smith, H. J. , Pettigrew, T. F. , Pippin, G. M. , & Bialosiewicz, S. 2012. "Relative Deprivation: A Theoretical and Meta-Analytic Review. " *Personality & Social Psychology Review* 16 （3）: 203 – 232.

Stevens, N. & Westerhof, G. J. 2006. " Partners and Others: Social Provisions and Loneliness among Married Dutch Men and Women in the Second Half of Life. " *Journal of Social and Personal Relationships* 23 （6）: 921 – 941.

Stevens, N. 1995. "Gender and Adaptation to Widowhood in Later Life. " *Ageing and Society* 15 （1）: 37 – 58.

Stouffer, S. A. , Suchman, E. A. , Devinney, L. C. , Star, S. A. , & Williams, R. M. 1949. *The American Soldier: Adjustment During Army Life (Studies in Social Psychology in World War II, Vol.* 1） . Princeton: Princeton University Press.

Tampubolon, G. & Hanandita, W. 2014. " Poverty and Mental Health in Indonesia. " *Social Science & Medicine* 106 （106C）: 20 – 27.

Teo, A. R. , Choi, H. , & Valenstein, M. 2013. "Social Relationships and Depression: Ten-Year Follow-Up from a Nationally Representative Study. " *PLoS ONE* 8 （4）: e62396.

Thoits, P. A. 1995. "Stress, Coping, and Social Support Processes: Where Are We? What Next?" *Journal of Health and Social Behavior* Spec No （Extra Issue）: 53 – 79.

Uehara, E. 1990. " Dural Exchange Theory, Social

Networks and Informal Social Support. " *American Journal of Sociology* 96 (3): 521 – 557.

Verme, P. 2011. "Life Satisfaction and Income Inequality. " *Review of Income and Wealth* 57 (1): 111 – 137.

Walker, I. & Pettigrew, T. F. 1984. "Relative Deprivation Theory: An Overview and Conceptual Critique. " *British Journal of Social Psychology* 23 (4): 301 – 310.

Wan, C. K. , Jaccard, J. , & Ramey, S. L. 1996. "The Relationship Between Social Support and Life Satisfaction as a Function of Family Structure. " *Journal of Marriage & Family* 58 (2): 502 – 513.

Wang, X. , Cai, L. , Qian, J. , & Peng, J. 2014. "Social Support Moderates Stress Effects on Depression. " *International Journal of Mental Health Systems* 8 (1): 41.

Wang, Y. , Chen, Y. C. , Shen, H. W. , Morrow-Howell, N. 2017. "Neighborhood and Depressive Symptoms: A Comparison of Rural and Urban Chinese Older Adults. " *Gerontologist* 58 (1): 58 – 78.

Wan MohdAzam, W. M. , Din, N. C. , Ahmad, M. , Ghazali, S. E. , Ibrahim, N. , Said, Z. , Ghazali, A. R. , Shahar, S. , Razali, R. , Maniam, T. 2013. "Loneliness and Depression Among the Elderly in an Agricultural Settlement: Mediating Effects of Social Support. " *Asia-Pacific Psychiatry* 5 (S1): 134 – 139.

Wilcox, B. L. 1981. "Social Support, Life Stress, and

Psychological Adjustment: A Test of the Buffering Hypothesis. " *American Journal of Community Psychology* 9 (4): 371 – 386.

Wildman, J. 2003. "Income Related Inequalities in Mental Health in Great Britain: Analysing the Causes of Health Inequality Over Time. " *Journal of Health Economics* 22 (2): 295 – 312.

Wilkinson, R. G. 1998. " Unhealthy Societies: The Afflictions of Inequality. " *Biochemistry* 10 (8): 1335 – 1339.

World Health Organization (WHO) . 2001. *The World Health Report* 2001 *Mental Health: New Understanding, New Hope.* Geneva: World Health Organization.

World Health Organization (WHO) . 2017. " Mental Health of Older Adults. " https: //www. who. int/news-room/fact-sheets/detail/mental-health-of-older-adults.

World Health Organization (WHO) . 2018. "Depression. " https: //www. who. int/news-room/fact-sheets/detail/depression.

Wu, B. , Carter, M. W. , Goins, R. T. , & Cheng, C. 2005. "Emerging Services for Community-Based Long-Term Care in Urban China. " *Journal of Aging & Social Policy* 17 (4): 37 – 60.

Yeh, S. C. J. & Lo, S. K. 2004. " Living Alone, Social Support, and Feeling Lonely Among the Elderly. " *Social Behavior & Personality International Journal* 32 (2): 129 – 138.

Yi, E. S. & Hwang, H. J. 2015. " A Study on the Social Behavior and Social Isolation of the Elderly Korea. " *JER* 11 (3): 125 – 132.

Yitzhaki, S. 1979. " Relative Deprivation and the Gini

Coefficient." *Quarterly Journal of Economics* 93（2）：321 – 324.

Zannas, A. S., Mcquoid, D. R., Steffens, D. C., Chrousos, G. P., Taylor, W. D. 2012. "Stressful Life Events, Perceived Stress, and 12-Month Course of Geriatric Depression: Direct Effects and Moderation by the 5-HTTLPR and COMT Val158Met Polymorphisms." *The International Journal on the Biology of Stress* 15（4）：425 – 434.

Zurlo, K. A., Hu, H. W., & Huang, C. 2014. "The Effects of Family, Community, and Public Policy on Depressive Symptoms Among Elderly Chinese." *Journal of Sociology and Social Work* 2（2）：1 – 23.

图书在版编目（CIP）数据

贫困与城乡老年人心理健康：社会支持的调节作用
研究／童玉林著 . -- 北京：社会科学文献出版社，
2022.2
ISBN 978 - 7 - 5201 - 9719 - 9

Ⅰ.①贫… Ⅱ.①童… Ⅲ.①贫困 - 影响 - 老年人 -
心理健康 - 研究 - 中国 ②老年人 - 社会服务 - 研究 - 中国
Ⅳ.①R161.7 ②D669.6

中国版本图书馆 CIP 数据核字（2022）第 019987 号

贫困与城乡老年人心理健康：社会支持的调节作用研究

著　　者／童玉林

出 版 人／王利民
责任编辑／赵晶华
文稿编辑／张真真
责任印制／王京美

出　　版／社会科学文献出版社·联合出版中心（010）59367180
　　　　　　地址：北京市北三环中路甲 29 号院华龙大厦　邮编：100029
　　　　　　网址：www. ssap. com. cn
发　　行／社会科学文献出版社（010）59367028
印　　装／三河市龙林印务有限公司

规　　格／开　本：889mm × 1194mm　1/32
　　　　　　印　张：8.875　字　数：189 千字
版　　次／2022 年 2 月第 1 版　2022 年 2 月第 1 次印刷
书　　号／ISBN 978 - 7 - 5201 - 9719 - 9
定　　价／89.00 元

读者服务电话：4008918866